Die Angst vergeht, der Zauber bleibt

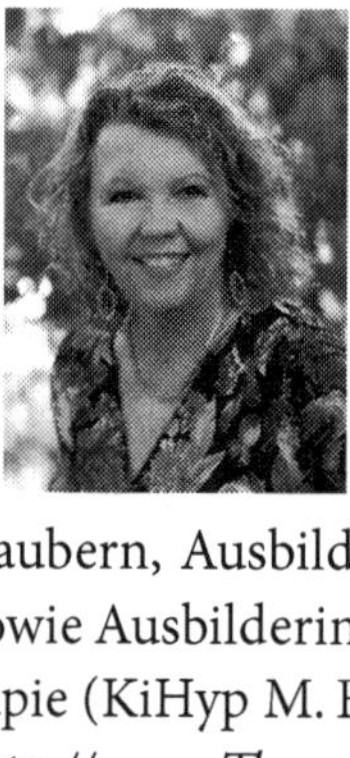

© Chris Stock-Müller

Anna-Elisabeth Neumeyer, Dipl. Sozialpädagogin, approbierte Kinder- und Jugendlichenpsychotherapeutin, ausgebildet in Pantomime und Urheberin des Therapeutischen Zauberns. Selbstständig in eigener Praxis für klinische Hypnose (M. E. G.) und mit dem Institut für Therapeutisches Zaubern, Ausbilderin für zertifizierte ZaubertherapeutInnen sowie Ausbilderin und Supervisorin in der Kinder-Hypnotherapie (KiHyp M. E. G.). Sachbuchautorin.

http://www.Therapeutisches-Zaubern.de

Annalisa Neumeyer

Die Angst vergeht, der Zauber bleibt

Therapeutisches Zaubern in Arztpraxen und Krankenhäusern

Mabuse-Verlag
Frankfurt am Main

Bibliografische Information der Deutschen Nationalbibliothek

Die Deutsche Nationalbibliothek verzeichnet diese Publikation in der Deutschen Nationalbibliografie; detaillierte bibliografische Angaben sind im Internet unter http://dnb.d-nb.de abrufbar.

Informationen zu unserem gesamten Programm, unseren AutorInnen und zum Verlag finden Sie unter: www.mabuse-verlag.de.

Wenn Sie unseren Newsletter zu aktuellen Neuerscheinungen und anderen Neuigkeiten abonnieren möchten, schicken Sie einfach eine E-Mail mit dem Vermerk „Newsletter“ an: online@mabuse-verlag.de.

2. Auflage 2023

Kasseler Str. 1 a
60486 Frankfurt am Main
Tel.: 069 – 70 79 96-13
Fax: 069 – 70 41 52
verlag@mabuse-verlag.de
www.mabuse-verlag.de
www.facebook.com/mabuseverlag

Lektorat: Cornelia Funke, Mainz, und Franziska Brugger, Frankfurt a. M.
Umschlaggestaltung: Marion Ullrich, Frankfurt a. M.
Satz und Gestaltung: Björn Bordon, MetaLexis, Niedernhausen
Umschlagbild: © Dmytro Shestakov/istockphoto
Zeichnungen im Innenteil: Sandra Klepp und Christa Berger

Druck: SOL Service GmbH, Schrobenhausen
ISBN: 978-3-86321-302-2
Printed in Germany

Inhalt

Wie alle Knaben liebte und beneidete ich manche Berufe … Weitaus am liebsten aber wäre ich Zauberer geworden. Dies war die tiefste, innigst gefühlte Richtung meiner Triebe, eine gewisse Unzufriedenheit mit dem, was man die „Wirklichkeit" nannte und was mir zuzeiten lediglich wie eine alberne Vereinbarung der Erwachsenen erschien; eine gewisse bald ängstliche, bald spöttische Ablehnung dieser Wirklichkeit war mir früh geläufig, und der brennende Wunsch, sie zu verzaubern, zu verwandeln, zu steigern.

Aus: Worte des Zauberers (Hermann Hesse)

Geleitwort: Eckart von Hirschhausen

Das Leben ist eine Wunderkerze.

Die Wissenschaft hat die Magie aus der Medizin vertrieben. Aber nicht aus uns Menschen.

Dazu eine kleine Geschichte.

Wenn ich als Kind hingefallen bin, tröstete mich meine Mutter. Sie nahm mich in den Arm, pustete auf die Stelle und sprach dazu die magischen Worte: „Schau mal, Eckart, da fliegt das Aua durchs Fenster!" Ich habe das Aua fliegen sehen. Sogar durch geschlossene Fenster. Das war mir egal. Hauptsache, es hat gewirkt. Mein ganzes Medizinstudium habe ich darauf gewartet, dass mir mal so ein gelehrter Professor erklärt, warum „Aua" fliegen kann. Denn ich wusste ja seit meinem vierten Lebensjahr, dass es geht. Diese Phänomene kommen aber in der langen und teuren Ausbildung mit keiner Silbe vor. Und je länger ich darüber nachdenke, desto beschränkter finde ich das. Ich bin heilfroh über alles, was es heute an Wissen und Möglichkeiten gibt, von der verträglichen Schmerztablette bis zur Palliativmedizin. Aber manchmal braucht es nur jemanden, der dich in den Arm nimmt und pustet!

Und selbst wenn ich als erwachsener Mensch irgendwann so aufgeklärt, so abgeklärt, so zynisch geworden bin, dass ich an die Flugfähigkeit von Schmerz nicht mehr glauben kann oder mag … Kurz überlegt: Es wäre dem Kind gegenüber immer noch eine unterlassene Hilfeleistung, aus Klugscheißerei *nicht* zu pusten!

Annalisa ist im wahrsten Sinne des Wortes eine moderne Zauberin – und das meine ich voller Respekt vor ihrer

Pionierleistung, den heilsamen Zauber für die Psychotherapie und die ärztliche Praxis wieder zu entdecken und neues Leben einzuhauchen. Wir lernten uns kennen und schätzen über die Zauberei und die Hypnotherapie, auf den Kongressen und zuletzt bei meiner „HUMOR HILFT HEILEN"-Akademie. Da brachte Annalisa das therapeutische Zaubern den Clowns bei, die im Auftrag meiner Stiftung Kinder im Krankenhaus besuchen und „verzaubern" mit Musik, Kunststücken und Humor. Und der schlichten Tatsache, dass da jemand ist, der Zeit hat, Quatsch zu machen in einem Umfeld, wo alle am Limit sind. Clowns und Zauberer am Krankenbett? Ein Fremdkörper? Nein – für ein Kind ist es völlig normal, in Fantasiewelten zu leben, was in einem Krankenhaus deutlich erschwert ist. So gesehen stellt ein Clown Normalität her! Ich habe erlebt, wie wirksam die scheinbar kleinen Effekte sind, die in diesem Buch beschrieben sind: „Das stärkste Kind der Welt" lässt tatsächlich Kinder über sich hinauswachsen. Die Haargummis, die zwischen den Fingern hüpfen und sich verketten, sind wunderbar geeignet, auch bettlägerigen Kindern etwas in die Hand zu geben, mit dem sie spielen und üben können. Und womit sie dann auch andere Kinder und Erwachsene verblüffen können. Meine absolute Lieblingsidee von Annalisa ist aber der „Lebenssaft" der aus der Blut-Entnahme eine Blut-Zunahme macht! So einfach und so klug, dass man sich wundert, warum da vorher noch niemand darauf gekommen ist. Und sich fragt, warum es nicht schon längst überall praktiziert wird. Aber *Sie,* liebe Lesenden, werden das ja ändern! Oder sollte ich sagen: „Du schaffst das! Ich glaub an dich! Du hast die Kraft, die Welt ein bisschen besser zu machen!"

Und wie könnten Sie jetzt spüren, dass ich das gar nicht ironisch meine? Humor und Zauberei ernst zu nehmen, klingt erst einmal paradox. Humor und Zauberei haben viel gemeinsam. Das Staunen ist der Anfang aller Philosophie.

Das Kunststück, was ein gutes Kunststück bewirkt: Wir verstehen die Welt nicht mehr. Für einen Moment. Und damit verstehen wir gleichzeitig sehr viel über die Welt. Dass wir uns täuschen lassen können. Dass unser Verstand offenbar nicht immer die beste Sicht auf die Dinge hat. Und dass ein anderer Blick möglich und hilfreich sein kann. Es ist der Verlust der Kontrolle über unsere Weltsicht, die eine Neuorientierung ermöglicht. So wie ein Witz dem Verstand auch den Teppich unter den Füßen wegzieht und wir gerade diesen freien Fall lernen können zu genießen und in ein befreiendes Lachen zu überführen. Das Zwerchfell galt den Griechen als der Sitz der Seele. Das Hirn dagegen schien in der Antike lediglich ein Apparat, um das Blut zu kühlen. Wie wir heute wissen, haben sie bei einigem recht behalten.

Je länger ich mich mit der Psychologie von Gesundheit und Krankheit, Krise und Heilung beschäftige, desto klarer wird mir: Wir brauchen mehr positiv Verrückte! Schaut euch an, wohin uns die Vernünftigen gebracht haben. Wenn wir die moderne Psychotherapieforschung und das heutige Wissen über die durchschlagenden Effekte von Placebos verbinden mit dem alten Wissen von der Kraft der Rituale und Geschichten, entsteht etwas bewährtes Neues! Die moderne Wissenschaft hat noch kein Mittel erschaffen können, das so beruhigend ist wie der Klang einiger herzlicher Worte. Gleichzeitig hat sie noch kein Mittel erschaffen, das die Vergiftung durch beleidigende Worte aufheben könnte. Und deshalb sollten alle in den Gesundheitsberufen viel mehr erfahren über die Kraft ihrer Persönlichkeit, ihrer Worte und ihrer Haltung. Und ein paar gute Witze, Metaphern und Tricks sollten alle auch drauf haben!

Gute Ideen sind dafür da, dass man sie teilt. In meinem Bühnenprogramm „Wunderheiler“ freue ich mich den ganzen Abend schon auf den Schluss, wo ich mich mit dem ganzen

Live-Publikum ans Lagerfeuer setze und von einer wundersamen Begegnungen in meiner Ausbildung erzähle.

Vor über 20 Jahren war ich Kandidat bei Jürgen von der Lippe in der Sendung „Geld oder Liebe“. Zu der Zeit arbeitete ich noch an der Uniklinik in der Kinder-Neurologie. Und ich sagte in die laufende Kamera, ich möchte Medizin und Humor verbinden, ich hatte aber noch keine konkreten Ideen. Und daraufhin hat mich ein bayerischer Radiosender mit meiner Zaubershow in Kinderkrankenhäusern eingeladen. Und bei einer dieser Aufführungen passierte es: Es war in der Kinderpsychiatrie in München, da holte ich alle zusammen in der Turnhalle. Die Kinder und Jugendlichen mussten mitmachen und pusten und zählen und tun. Und sie lachten! Nach der Show kam ein Arzt auf mich zu und sagte: „Ich muss ihnen was erzählen, was ich beobachtet habe. In der ersten Reihe der Junge, der ist hier seit Wochen, weil er mit keinem Menschen spricht. Der ist verstummt.“ Mutismus heißt diese seelische Störung. Obwohl neurologisch alles intakt ist, hören Kinder aus innerer Not auf zu kommunizieren. Und der Arzt sagte: „Ich hab den Jungen beobachtet. Er hat in ihrer Show seine Störung vergessen!“ Er hat mit allen anderen gelacht, gepustet, Quatsch gemacht und kommuniziert. Für einen Moment war ich selber sprachlos. Was war da passiert? Mir ist völlig klar: Ich hab den nicht geheilt, sondern die Gruppe. Das Miteinander war wirksam. Das Ansteckende von positiven Gefühlen, von Kunst, von Verzauberung. Wo zwei oder drei versammelt sind, passiert mehr als im Eins-zu-Eins-Kontakt. Man kann aber dafür sorgen, dass ein günstiger Rahmen entsteht, in dem diese Momente möglich sind. Deswegen ist es immer etwas anderes, live dabei zu sein, als ein Buch zu lesen oder auf dem Sofa Fernsehen zu gucken. Und deshalb empfehle ich Ihnen auch: Lassen Sie sich von diesem Buch inspirieren und lassen Sie mit seiner Hilfe Auas aus dem

Fenster fliegen! Aber machen Sie auch Seminare, üben Sie mit anderen, vernetzen Sie sich und verzaubern Sie erst sich – und dann die Welt! Glauben Sie wieder an Wunder – weil Sie selber eins sind! Jesus konnte Wasser in Wein verwandeln. Aber Sie sind in der Lage, über Nacht aus dem ganzen Wein wieder Wasser zu machen!

Vielleicht ist das ganze Leben wie eine Wunderkerze. Es brennt ab, unwiderruflich, so oder so. Wundern müssen Sie sich selber. Also wundern Sie sich. Und andere.

Eckart von Hirschhausen,
Sommer 2016

Eckart von Hirschhausen gründete 2008 die Stiftung HUMOR HILFT HEILEN. Diese hat sich zur Aufgabe gemacht, die Stimmung in Krankenhäusern froher zu machen – und das mit Projekten und Aktivitäten bundesweit. Durch den Kauf diese Buches unterstützen Sie HUMOR HILFT HEILEN.

Vorwort

Am Anfang meiner Berufstätigkeit leitete ich die „Lernstube Büchenbach“ vom Jugendamt der Stadt Erlangen, in die Kinder aus Notunterkünften nach der Schule zum Essen und zur Betreuung kamen. Fast alle Kinder hatten sehr pflegebedürftige Zähne und kaum je eine Zahnbürste benutzt, vor dem Zahnarzt hatten viele eine panische Angst. Da mir neben meiner pädagogischen Arbeit auch die gesundheitliche Vorsorge ein Anliegen war, stellte ich mir die Frage, wie ich den Kindern die Angst nehmen und sie zum Zahnarztbesuch motivieren könnte.

Zunächst besorgten wir gemeinsam schöne, bunte Zahnputzbecher und Zahnbürsten. Wir machten „Experimente“ mit der roten Flüssigkeit, die nach dem Mundspülen die Plaquestellen anzeigt (die Kinder liefen dann zwei, drei Tage mit roten Zähnen herum). Dann versprach ich den Kindern eine Belohnung für einen Zahnarztbesuch.

Ich suchte Zahnärzte, die bereit waren, sich auf unsere Kinder einzulassen. Erst der dritte angefragte Zahnarzt erklärte sich bereit, den Kindern beim ersten Termin „nur“ in den Mund zu schauen. Dies war für mich eine wichtige Voraussetzung. Die Kinder sollten die Möglichkeit haben, einen Zahnarzt und seine Praxis zunächst angstfrei und ohne Behandlung kennenzulernen. So konnten die Kinder Schritt für Schritt Vertrauen zur Zahnarztpraxis aufbauen; der wichtigste Schritt zum Beginn ihrer Zahnbehandlung war gemacht. Nach zwei Jahren hatten alle Kinder gut versorgte Zähne. Viele Jahre später traf ich bei einem Jubiläum der Lernstube ein Mädchen aus meiner alten Gruppe. Freudig erzählte mir die junge Frau, dass inzwischen sogar ihre Mutter ein gutes Gebiss und richtig schöne Zähne habe.

In der ärztlichen Praxis hat sich – verglichen mit vergangenen Zeiten – sehr viel verändert. Die Zahnärzte und Zahnärztinnen schaffen ganz gezielt eine angenehme und entspannte Atmosphäre. Manche haben sich inzwischen ausschließlich auf die Behandlung von Kindern spezialisiert. Sie tun alles, um ihren kleinen Patienten die Behandlung so leicht wie möglich zu machen, auch in vielen anderen medizinischen Bereichen, insbesondere der Pädiatrie. Ihr Engagement zeigt sich auch deutlich an der großen Nachfrage an einschlägigen Fortbildungsangeboten der Zahnärztekammern und bei medizinischen Kongressen.

Dieses Buch entstand einerseits auf die Bitte vieler Seminarteilnehmerinnen aus dem medizinischen Bereich hin („Schreiben Sie doch das alles mal für uns auf!"), zum anderen aus meinem Wunsch, die positive Wirkung meiner Arbeit einem noch größeren Kreis von Fachleuten zugänglich zu machen. Ich stelle in diesem Buch Zaubertricks mit einfachen Trickhandlungen vor, die ich mit jeweils eigenen Präsentationsformen und Geschichten zu ansprechenden Zauberkunststücken ausgestaltet habe. Ihre Wirkung beruht vor allem auf Zauberworten, hypnotherapeutischen Bildern und Formulierungen, die dazu beitragen, Menschen in schwierigen Behandlungssituationen gezielt zu stärken. Dadurch erleben sowohl der Patient/die Patientin wie auch der Behandler/die Behandlerin Entlastung.

Gerade in großen Einrichtungen des Gesundheitswesens wie in Krankenhäusern gibt es einen immensen Bedarf an innovativen und praktischen Methoden, um Ängste vor operativen und anderen medizinischen Eingriffen abzubauen und die Behandlung für alle Beteiligten zu erleichtern.

Therapeutisches Zaubern[1] kann hier viel bewirken und vermag ganz nebenbei auf eine leichte und zauberhafte Weise eine neue Atmosphäre in den Klinikalltag zu bringen. Also: Lassen Sie sich verwandeln!

Als Frau, Therapeutin und Autorin ist mir an einer geschlechtergerechten Sprache gelegen. Um nicht ständig zwei Formen verwenden zu müssen und damit das Lesen zu erschweren, wechsle ich in diesem Buch zwischen der weiblichen und der männlichen Form. In jedem Fall seien beide gleichermaßen angesprochen, Frauen wie Männer sind herzlich eingeladen, sich vom Zauberfunken anstecken zu lassen. Denn mit dem Zaubergeist im Hause arbeitet es sich einfach angenehmer und leichter. Da die Kapitel auch einzeln oder in anderer Reihenfolge gelesen werden können, lassen sich einige Wiederholungen in den Kapiteln nicht vermeiden – bitte sehen Sie diese als willkommene Auffrischung des Gelesenen.

Bevor es nun losgeht, liegt es mir am Herzen, mich bei allen Teilnehmerinnen und Teilnehmern meiner Seminare, bei Ärzten, Therapeutinnen und Mitarbeiterinnen zu bedanken: für ihre Rückmeldungen und die Kreativität, mit der sie das Gelernte umgesetzt haben. Ich freue mich sehr, dass ich einzelne Ideen und Aspekte mit in dieses Buch einfließen lassen darf. Alle angeführten Praxisbeispiele sind in Namen und sonstigen Merkmalen verändert, um ein Wiedererkennen zu verhindern. Weitere Erfahrungsberichte über die Wirkung des Zaubergeistes in der medizinischen Praxis sind stets herzlich willkommen. Schreiben Sie mir einfach: *neumeyer@therapeutisches-zaubern.de.*

---

1 Der Begriff „Therapeutisches Zaubern" sowie alle hier veröffentlichten Beiträge und Abbildungen sind urheberrechtlich geschützt bzw. markenrechtlich beim Deutschen Marken- und Patentamt (Registernr. 305241540) angemeldet.

Rezept für ein verzaubertes Leben

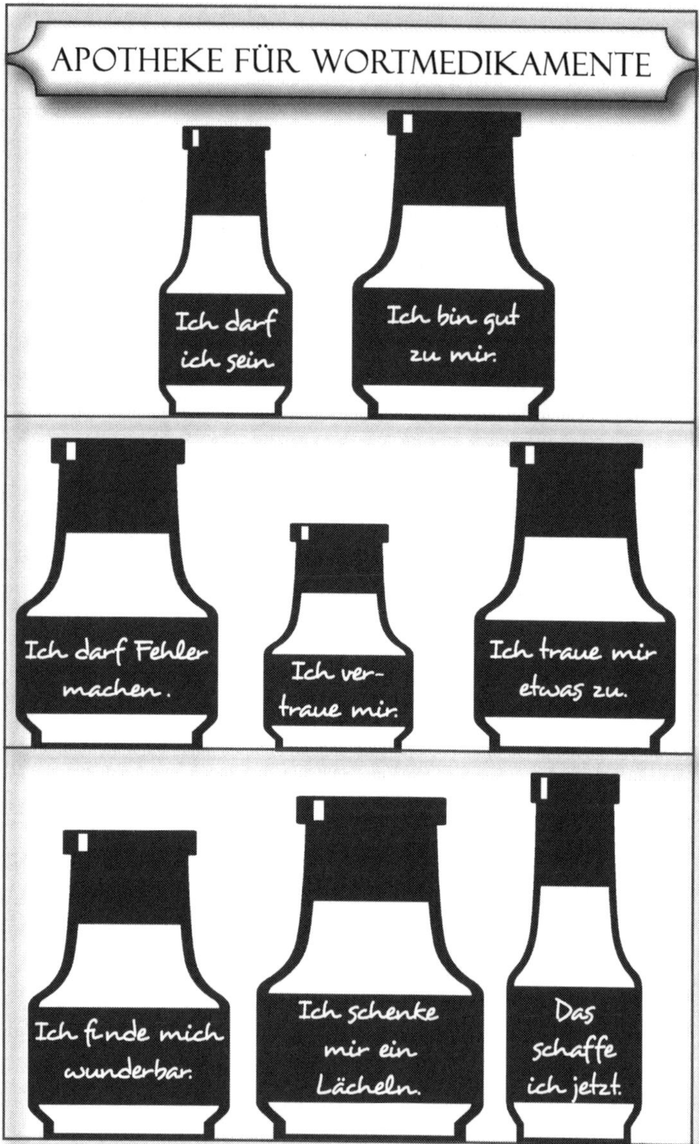
APOTHEKE FÜR WORTMEDIKAMENTE
Ich darf ich sein
Ich bin gut zu mir.
Ich darf Fehler machen.
Ich ver- traue mir.
Ich traue mir etwas zu.
Ich finde mich wunderbar.
Ich schenke mir ein Lächeln.
Das schaffe ich jetzt.

Rezept für ein verzaubertes Leben

Rp.

- 1x tgl.
  jemanden verzaubern

- 3x tgl.
  ein „Wortmedikament" langsam auf der Zunge zergehen lassen

Gute Besserung wünscht

Anna-Elisabeth Neumeyer

Beipackzettel

Indikation:

– Aufhellung des Alltags

Nebenwirkungen:

– Das Leben wird gelassener
– Gelegentlich ansteckender Humor
– Häufig freudiges Erstaunen

Risiko:

– In ganz seltenen Fällen verändert sich nichts
– Chronische Verwunderung

1 Die heilsame Wirkung von Zauberei, Hypnose und Magie

Die Geschichte der Zauberei lässt sich bis in die Steinzeit zurückverfolgen. So findet sich unter den 18 000 Jahre alten Malereien der berühmten Höhle von Lascaux in Südfrankreich die Abbildung einer Figur, die von der Wissenschaft übereinstimmend als Zauberer interpretiert wird. In anderen Bilderhöhlen, die gegen Ende der letzten Eiszeit entstanden, finden sich ebenfalls zahlreiche Hinweise auf magische Rituale und Praktiken.

Zauberer waren – und sind bei vielen indigenen Völkern auch heute noch – die Wissenden, die den Menschen, dem einfachen Volk wie den Herrschenden, die unverständlichen Geschehnisse der Welt deuten konnten. Zauberer sollten also die Welt erklären. Zugleich sollten sie auch Bedürfnisse und Wünsche erfüllen, vor allem Wünsche, die nicht mit materiellen Mitteln zu erlangen waren. Zauberinnen und Zauberer verfügten in der Regel über ein umfangreiches Heilwissen; Heilung und Magie gehörten oft nahezu untrennbar zusammen. Suchte man Heilung, wandte man sich deshalb ganz selbstverständlich an den Zauberer, ebenso vor wichtigen Entscheidungen. Ihr umfangreiches Wissen und besonders ihr vermeintliches Vermögen, hinter die Dinge zu blicken, machten sie zu gefragten Ratgebern.

Talismane, magische Glücksbringer, haben in allen Kulturen eine lange Tradition, man denke nur an den Reliquienkult des Christentums. Auch heute noch benutzen wir ganz selbstverständlich Talismane. Viele Menschen statten zum Beispiel ihr Auto mit einem „Schutzzauber“ aus: Vor Kurzem brachte mich eine Seminarteilnehmerin mit dem Auto zum Flughafen. Sie stufte sich als Realistin ein, magisches Denken sei ihr und ihrem Mann fremd. Von der Ablage ihres Wagens blickten mich zwei Kuscheltierchen an. „Diese zwei Bärchen haben wir von meinen Schwiegereltern bekommen, sie sollen auf uns aufpassen! Wir haben nun das dritte Auto, und sie wandern immer mit, so viel zur Allgegenwärtigkeit der Magie!“, meinte sie dann lachend.

1.1 Ungewaschene Pullover und andere Glücksbringer

Wir kennen auch Hufeisen an den Türen, Schokoladenglückskäfer und Marzipanglücksschweinchen, Glücksklee und magische Verhaltensregeln, wie diejenige, sich nicht über Kreuz die Hand zu geben. Viele Hotels haben die Zimmernummer 13 ausgelassen – und welcher Patient liegt gerne auf Zimmer 13? Ein Glückskleeblatt zu finden macht Freude, weil ein vierblättriges Kleeblatt selten ist. Die Freude über den Fund hat eine positive Auswirkung. Das ist etwas ganz Besonderes, das bringt mir Glück.

Geliebte Gegenstände, die Bärchen im Auto, der Glücksstein in der Tasche, beruhigen und erfreuen und helfen damit, neue Situationen anzugehen, schon deshalb sind sie eine Art Glücksbringer. Denken Sie an die Fußballweltmeisterschaft im Jahr 2010, als der Bundestrainer Joachim Löw seinen blauen Pulli nach dem sensationell gewonnenen Spiel gegen England – natürlich ungewaschen – auch beim Spiel gegen Argentinien tragen musste! Oder an die Kandidaten in Quizshows, die mit den Kuscheltieren ihrer Kinder antreten. Magische Rituale sind also eine Form von Autosuggestion, zauberhafte Beruhigungsformeln und Sicherheitsanker. Sie können in schwierigen Situationen helfen, Ängste zu überwinden, Mut zu fassen und neue Hoffnung zu finden.

Erleichternde Rituale sind in vielen medizinischen Situationen hilfreich:

- Bei der Vorbereitung auf Operationen: Hier können Eltern einbezogen werden, indem sie beispielsweise die Infusionsflasche halten und die Tropfen zählen. Das beruhigt die kleinen Patienten und lässt sie die Anteilnahme der Eltern spüren; die Eltern wiederum sind froh, etwas für ihr Kind tun zu können – auch der Behandler wird entlastet.
- Bei Kinderärztinnen während der Untersuchungen des Kindes: Ein Arzt spricht zum Beispiel an, wie das Essen vom Mund in den Magen und die Energie dann aus dem Blut zum Herzen kommt. Diese vollzogene Edukation ermöglicht es dem Behandler, spielerisch mit dem Patienten in einen Körperkontakt zu kommen, den der Patient gut zulassen kann.
- In der Narkosesituation: Die Aufforderungen „Zählen Sie mal bis zehn!", „Sagen Sie ‚Gute Nacht'!" oder „Sagen Sie ein Gedicht auf!" lenken den Fokus des Patienten von seiner Angst weg und führt unmittelbar zu einer Entspannung der Situation und vermittelt dem Patienten, gleichermaßen an der Kommunikation im OP-Raum beteiligt zu sein.
- In der zahnärztlichen Praxis: Der Einsatz von Handpuppen bei der Kariesprophylaxe hilft, Verkrampfungen und Ängste zu lösen. Eine kommunikative Brücke, die der Patient annehmen kann, löst Ängste und Spannungen aus der Behandlungssituation.
- Beim Krankenhausaufenthalt: Ein getragenes T-Shirt von Mutter, Vater oder einer anderen geliebten Person bei sich zu haben, kann eine ausgesprochen beruhigende und besänftigende Wirkung haben.

Gemeinsam ist den Ritualen, dass sie ablenken und beruhigen. Sie lenken die Beteiligten auf positiv verlaufende Erfahrungen und Sicherheiten und geben Sicherheit und Struktur.

Auch Zaubern ist Ablenkung – in einer etwas anderen Ausprägung: Zaubern lenkt hin zu einem Wunder. Es zeigt etwas, was eigentlich nicht möglich ist. Schwierige Situationen werden verwandelt, positive Visionen entstehen, Kontakt und Vertrauen werden geweckt und neu wahrgenommen.

Wie kann das im alltäglichen Umgang mit großen und kleinen Patientinnen, in Krankenhäusern, Arzt- und Zahnarztpraxen gelingen? Sehen Sie selbst und lernen Sie mit diesem ganz praktischen Handbuch für Ärztinnen und Mitarbeiterinnen, wie Sie ängstliche und verzweifelte Patienten mit Zauberworten und Zauberkunststücken in die Entspannung und in eine andere Welt führen können. Lassen Sie den Zaubergeist in Ihre tägliche Praxis einkehren, er wird Ihnen viel Freude bereiten und neue Möglichkeiten für alle am Zauber Beteiligten eröffnen.

1.2 Zaubern macht Unmögliches möglich

Beim Zaubern wird Unmögliches möglich, es geschehen Wunder. Zaubern ist etwas ganz Besonderes und Faszinierendes. Ich möchte Ihnen dazu von einer Erfahrung berichten, die eine Mitarbeiterin der Wiener CliniClowns mit dem Einsatz des Zauberkunststückes „Das stärkste Kind der Welt" machte (die detaillierte Anleitung zum Kunststück finden Sie im Abschnitt 5.5)[2]:

2 Wiedergabe des Berichts von Ursula Kastner von den *CliniClowns Austria – Verein zur Betreuung kranker Menschen durch Clowns,* Wien.

Fallbeispiel: Kraftzauber

„September 2006. Zwei CliniClowns betreten ein Krankenzimmer. Darin liegt ein etwa vierjähriger Bub. Die Clowns machen einen Riesenspaß mit ihm, spielen mit ihm, lachen mit ihm. Er überwindet allmählich seine anfängliche Scheu. Er ist mehr und mehr beglückt, schenkt ihnen mehr und mehr sein Vertrauen.

Ein paar Minuten vergehen.

Einer der Clowns sagt: ‚Hei, du! Warte mal! Ich glaube, du bist das stärkste Kind der Welt!' Der Clown macht ein tolles Kunststück mit ihm (‚Das stärkste Kind der Welt'). Der Bub sieht dabei, wie er stärker und stärker wird. Und nicht nur das! Plötzlich sieht er es nicht nur, er spürt es auch. Er spürt es in Armen und Beinen, er spürt es am ganzen Körper! Noch nie hat er sich so stark gefühlt. So stark, dass sogar die großen, erwachsenen Clowns sich vor ihm fürchten! Er ist begeistert! Er fühlt, er ist wirklich das stärkste Kind der Welt!

Und dann schenken ihm die Clowns auch noch ein Luftballonschwert! Er schnappt sein Schwert, und jetzt verfolgt das stärkste Kind der Welt den größeren Clown durch das ganze Zimmer. Er läuft keuchend hinter ihm her, hinaus auf den Gang und durch die ganze Station. Er lacht, er quietscht. Er schwingt sein Schwert und spürt seine Macht und Kraft.

Ärzte und Krankenschwestern kommen aus dem Sozialraum gestürzt und reißen die Augen auf. Minuten später werden sie den CliniClowns sagen: ‚Wir untersuchen den Kleinen seit vier Tagen. Wir finden nichts! Keinen Anhaltspunkt! Wisst Ihr, warum er ins Spital kam? Er konnte nicht gehen!'"

Es hört sich unglaublich an, was ist da passiert? Natürlich besaß dieser Junge die Fähigkeit zu gehen, immer. Er musste, warum auch immer, für sich so etwas wie einen Glaubenssatz aufgebaut haben: „Ich kann das nicht! Ich kann das nicht." Diese Blockade hatte sich ausgeweitet (so wie manche Menschen nach einem Sturz das Fahrradfahren „verlernen") und bestimmte nun sein Handeln. Der Kraftzauber hat ihn so fasziniert und abgelenkt, dass er in einer ganz anderen Welt war: Er „vergaß" seine Schwierigkeiten und folgte wie im Bann als stärkstes Kind der Welt lachend dem CliniClown.

In meiner Arbeit als Kinder- und Jugendlichentherapeutin habe ich immer wieder Kinder und Jugendliche erlebt, die so sehr in ihren Problemen gefangen waren, dass sie vollkommen blockiert wirkten. Es erschien ihnen unmöglich, aus ihren Problemspiralen jemals wieder herauszukommen. Daraus entwickelte sich die Idee, man müsste die Kinder und Jugendlichen einfach verwandeln: von Problemkindern in Zauberkinder.

1.3 Zaubern als Kontaktmedium oder ein verzauberter Patient ist ein entspannter Patient

Therapeutisches Zaubern setzt vielfältige positive Veränderungen in Einrichtungen und schwierigen Situationen, bei Fachleuten und Patienten in Gang. So werden das „Angstkind" in ein „Zauberkind" und die „Angsteltern" in „Zaubereltern" verwandelt. In einer „Zauberpraxis" oder bei einer „Zauberbehandlung" ist alles anders. Denn Zaubern kann unglaublich viel.

Gerade Vorschulkinder kommen möglicherweise zum ersten Mal zur Ärztin, ins Krankenhaus oder zum Zahnarzt – und die Angst kommt mit: „Klaut mir die Ärztin mein Blut?"[3] In einer Fernsehdokumentation[4] über Ängste, in der ich auftrat, sagt ein kleines Mädchen: „Die schlagen mir den Zahn raus!" Selbst bei der Frisörin stellt sich einem Kind die Frage: „Was macht die da mit mir? Geht mit dem Abschneiden der Haare ein Stück von mir selbst verloren?" Kinder – und auch so manche Erwachsene – haben häufig große Angst und lassen sich von noch so guten Worten, sachlichen Informationen und vernünftigen Argumenten oft wenig beeindrucken.

Zaubern müsste man können! Kinder sind von Natur aus einer zauberhaften Welt voller Wunder sehr nahe. Zauberkunststücke bringen sie zum Staunen und bündeln ihre Aufmerksamkeit. Zaubern ermöglicht also Konzentration und Entspannung zugleich. Es ist ein wunderbares Medium, um unruhige Kinder zur Ruhe und ängstliche Kinder zur Entspannung kommen zu lassen. Das zerbrechliche kleine Ich des ängstlichen Kindes oder des verschüchterten Erwachsenen (wie es uns im Gedicht von Kurt Marti im folgenden Abschnitt begegnet) wird durch „Zauberärztinnen" und ihre „Zaubermitarbeiterinnen" in einem erzeugten Zauberraum gestärkt und aufgewertet. Das ermöglicht eine gute Zusammenarbeit und befördert eine stabile und erfolgreiche Arbeitsbeziehung.

---

3 S. dazu auch Kapitel 4.2 „Blutzunahme statt Blutabnahme".

4 Vivo – Angst überwinden! 3Sat, 21.03.2009.

1.4 Zaubern lässt die Angst verschwinden

kei angscht
von Kurt Marti[5]

mir hei e kei angscht
will me
für angscht chönne z'ha
kei angscht
vor dr angscht
dörfti ha
mir hei e kei angscht

Übersetzung aus dem Schwyzerdütschen

keine angst

wir haben keine angst
weil wir
um angst haben zu können
keine angst
vor der angst
haben dürften
wir haben keine angst

Angst ist ein Elementargefühl des Menschen. Fast immer wird Angst als schmerzlich erlebt, manchmal haben wir sogar Angst vor der Angst, auch wenn wir wissen, dass unsere Angst begründet ist und eine schützende Funktion hat. Wer in einer Situation Angst hat, sensibilisiert alle Sinne, ist hoch wachsam und kann besser auf sich und die Umwelt achten, das heißt, er

5 Marti (1982), S. 121.

wird in seinem Verhalten umsichtiger und vorsichtiger. Angst vor unbekannten Dingen und Situationen zu haben, ist normal. Wenn Eltern berichten: „Mein Kind hat vor gar nichts Angst", ist diese Formulierung meist Ausdruck ihrer Besorgnis: Sie erleben bei ihrem Kind hohe Risikobereitschaft ohne Gefahrenbewusstsein.

Die Angst kann jedoch auch so stark werden, dass sie nicht aufmerksamer macht, sondern regelrecht blockiert und lähmt. Sie führt dann zur Vermeidung von sinnvollen neuen Erfahrungen, von Aufgaben und Entwicklungsschritten. Lernen und das Aufnehmen von Neuem wird unmöglich. Im Gesundheitsbereich haben wir es häufig mit der Angst vor bestimmten sogenannten „Eingriffen" zu tun (schon das Wort wirkt grenzüberschreitend!). Die Angst verhindert eine Behandlung, die das Kind oder der Erwachsene dringend brauchen.

Manchmal ist es die Angst vor Unbekanntem, manchmal eine Angst, die vom Hörensagen kommt („Was hat der Bruder da neulich erzählt, wie schlimm das Blutabnehmen war?") und manchmal die Angst, die aus eigenen schmerzlichen Erfahrungen entstanden ist. Wenn Menschen sich voller Angst und Panik verweigern, entsteht schnell eine Konfliktsituation: Einerseits nehmen wir als Behandelnde die Angst ernst und wollen nicht abwiegeln, andererseits wollen wir endlich mit der Behandlung anfangen und sie hinter uns bringen. Wir schmeicheln und betteln, und es passiert ... *nichts!* Das frustriert, macht ungeduldig, ärgerlich, wütend – nicht eben eine gute Basis für einen gelingenden Patientenkontakt.

Mit dem Zaubern kommt – *pling!* – eine Überraschung, eine Ablenkung, die aufmerken lässt, die aus der Starre löst. Mit dem Zaubern entsteht eine andere, gelöste Atmosphäre. Die Wahrnehmung, alle Sinne bekommen eine neue, positive Ausrichtung. Mit meinen eigenen Ohren und meinen eigenen

Augen kann ich hören und sehen: Hier werden Dinge möglich, die nicht vorstellbar sind, da ist etwas geschehen, was eigentlich ausgeschlossen ist. Eine Ahnung taucht auf: Hier gibt es doch etwas Gutes, etwas, das Freude statt Angst macht, was mich stärkt und Aufgaben bestehen lässt. Plötzlich ist die Angst vergessen.

Kinder, die viel sprechen, wirken meist forsch und mutig. Tatsächlich können aber gerade die vielen Fragen eines Kindes eine Art Ablenkungsmanöver sein, mit dem es seine Angst im Zaum zu halten versucht. Dann helfen Sie ihm gar nicht, wenn Sie auf alle Fragen eingehen. Es ist genauso, als ob man Angst hat, durch einen Tunnel zu fahren und deshalb immer um den Tunnel herumläuft und sich fragt, warum man nicht einfach hindurchfährt. Das hilft nicht weiter. Aber es ist toll, wenn ich endlich am anderen Ende des Tunnels herauskomme und sagen kann: „Ich habe es gemacht! Ich habe es geschafft."

Wenn ein Kind sehr viel fragt, können Sie zum Beispiel so reagieren: „Es ist toll, dass du so viele Fragen stellst und so viel wissen willst. Komm, wir machen jetzt mal etwas ganz Neues: Wir zaubern! Ja, wir zaubern, und hinterher kannst du den anderen erzählen ‚Ich bin ein Zauberkind geworden'. Dann kannst du sagen: ‚Ich war in einer Zauberpraxis, das war supertoll.' So machen wir das jetzt!"

Folgen Sie der wunderbaren Erfahrung, wie ich sie immer wieder erlebe: Je mehr beängstigende Situationen ein Mensch erlebt hat und je stärker er dadurch in seiner Angst gefangen ist, umso effektiver können magische Rituale wie zum Beispiel therapeutische Zauberkunststücke wirken und aus dieser Erstarrung herausführen. Schritt für Schritt können Fesseln gelöst werden und eine Behandlung kann leichter erfolgen.

1.5 Zaubern unterbricht Muster

Verhaltensmuster bestimmen zu einem großen Teil, was wir tun und lassen. Sie sind eine Art Vereinfachung und Strategie, mit dem Leben besser zurechtzukommen, und deshalb sind sie lebensnotwendig. Durch negative Erfahrungen können sich jedoch hinderliche Muster entwickeln, die in schwierigen Situationen blockieren und oft zu Vermeidungsverhalten führen. So entstehen Problemmuster.

> **Fallbeispiel:** Das schweigende Kind
> Ein Kind spricht in der Schule kaum von sich aus und nur selten, wenn es angesprochen wird.
> Nach einer gewissen Zeitspanne fällt das auf, alle merken es und sagen hin und wieder: „Mach doch mal den Mund auf!" Wenn das Kind nach Hause kommt – alle wissen ja um dieses Problem –, fragt die Mutter: „Hast du heute wieder nicht gesprochen?" Die Oma sagt das Gleiche, und für das Kind wird es immer schwerer, dieses Muster zu durchbrechen und zu reden. Es nimmt sich jeden Tag aufs Neue vor: „Morgen spreche ich!" Und je länger es zögert, umso schwerer wird es, diesen Vorsatz umzusetzen. Das Kind ist immer stärker auf diese Rolle festgelegt, schweigt und findet nicht heraus. In der Zahnarztpraxis verhält es sich genauso, es steckt in seinem Verhaltensmuster fest: „Ich mache nicht mit! Ich mache den Mund nicht auf!" Sein Problemmuster verhindert also eine sinnvolle Behandlung.

In dieser Situation braucht es eine Intervention, die eine Brücke baut. Das kann ein einfaches Zauberkunststück sein. Zaubern unterbricht Muster, denn es bietet etwas vollkommen Unerwartetes an. Und plötzlich machen wir mit. „Ja, die haben mich verzaubert, haben meine Kraft gefunden, sie haben meinen Mut geweckt!“ Spielerisch werden neue Verhaltensmöglichkeiten eröffnet und das Kind kann zum Mitmachen bewegt werden. Auf diese Weise können bei Kindern wie bei Erwachsenen eingefahrene Muster unterbrochen und neue Erfahrungen ermöglicht werden.

Ein wunderbares Beispiel für solch eine Musterunterbrechung kennen Sie schon: Das Kind, das als „stärkstes Kind der Welt“ plötzlich wieder gehen konnte (s. Kapitel 1.2; s. auch Abschnitt 5.5).

Im stressigen Berufsalltag hat man nicht immer gleich die richtigen Worte parat. In solchen Situationen können Mini-Interventionen wahre Wunder wirken. Spielerische Helfer bei solchen Inventionen sind beispielsweise das Pupskissen, der Schwebevogel oder das Windrädchen (s. Kapitel 6.4 „Magische Zauberrequisiten“). Diese Helfer sorgen entweder für Heiterkeit, Ablenkung oder Ruhe oder sie entführen die Sinne freiwillig und gewollt ins Andere, ins Unerwartete.

Für Ruhe und Entspannung können Requisiten wie das Windrädchen sorgen, bei dem ein langes und regelmäßiges Ausatmen den gesamten Organismus beruhigt.

Erfahrungen mit dem Pupskissen

In meiner Praxis benutze ich seit einiger Zeit ein Pupskissen und die Kinder amüsieren sich köstlich darüber. Heimlich schieben sie dann auch mal ihrer Mama oder mir das Pupskissen unter und freuen sich diebisch, wenn das „peinliche“ Geräusch ertönt. Der Einsatz des Pupskissens hat sich besonders bei sehr angespannten Kindern bewährt. Die Atmosphäre im Behandlungszimmer wird dadurch aufgelockert und heiter. So wollte ich das Pupskissen auch in einer Arztpraxis testen lassen und schenkte dem Zahnarzt Simon Prader, Teilnehmer einer Ausbildungsgruppe, ein Pupskissen für seine Praxis.

Herr Prader wollte seine Erfahrungen für dieses Buch zur Verfügung stellen. Er schreibt zum Effekt des Pupskissens:

> „Das Pupskissen kam bei den Kindern immer positiv an. Die Situation wurde sofort aufgelockert, denn Kinder finden ‚Pupsen' lustig. Als pupsender Arzt komme ich aus der Macht- oder Überposition heraus und mit den Kindern auf eine Ebene.
> Wichtig ist es, die Szenerie überzeugend rüberzubringen, da gehört dazu, dass Eltern einbezogen sind (sonst sind sie vielleicht schockiert) und man selbst seine Rolle ernsthaft spielt. Den Eltern kann man beispielsweise sagen, dass es manchmal im Behandlungszimmer zu komischen Geräuschen kommt. Dann sind Eltern und Kinder gespannt."

Fallbeispiel: Der peinliche Arzt
Ein 5-jähriges Mädchen sitzt angespannt vor mir. Ich setze mich hin (das Pupskissen hatte ich mit einem Klettband an meiner Hose festgemacht, da unsere Praxisstühle zu rutschig waren). Das „Pupsgeräusch" ertönt. Das Mädchen schaut ungläubig und überrascht. „Was war denn das?", frage ich. „Hast du das auch gehört?" Ich steh auf. „Das muss der Stuhl sein." Ich untersuche den Stuhl. „Nichts, das ist ein normaler Stuhl." Ich setze mich wieder hin. Wieder kommt das Geräusch. Das Mädchen lacht. Ich sage: „Das kann doch nicht sein." Lasse dann das Mädchen den Stuhl untersuchen. „Nichts." „Wo kommt das wohl her?" Ich lüfte das Geheimnis und das Mädchen darf das Kissen selbst ausprobieren. Sie ist begeistert, macht es gleich zweimal und möchte, dass ihre Mutter es auch ausprobiert. Nach dieser Auflockerung fällt es dem Mädchen leicht, sich auf den Behandlungsstuhl zu setzen. Die Anspannung ist verschwunden; dieser Zahnarzt, der ist doch ganz lustig.

Nicht einsetzen sollten Sie das Pupskissen bei hyperaktiven Kindern, da es dazu kommen könnte, das diese Kinder nicht mehr mit dem „Pupsen“ aufhören wollen.

1.6 Belastende Dinge werden wie von Zauberhand verwandelt

Vor einem Behandlungstermin und vor Operationen haben große und kleine Menschen viele Fragen, Sorgen und Ängste:

- Werde ich Schmerzen haben?
- Wird es wieder so schlimm wie beim letzten Mal?
- Wird mir geholfen?
- Hoffentlich geht alles gut!
- Ich kenne den Arzt doch gar nicht!
- Lassen mich Mama und Papa allein?
- Was passiert hier mit mir?

Entsprechend belastet und verunsichert kommen die Patienten in die Praxis oder das Krankenzimmer. Ihre Anspannung ist greifbar, manche würden am liebsten wegrennen. Jüngere Kinder fangen in dieser Situation oft an zu weinen oder verstecken sich, werden „bockig“ und verweigern die Mitarbeit. Jugendliche strahlen oft „coole“ Abwehr aus und Erwachsene wirken überkritisch oder wie gelähmt.

Schaffen Sie in dieser angespannten Situation mit Zauberworten und therapeutischen Zauberkunststücken eine neue, magische Atmosphäre! Anhand eines Fallbeispiels möchte ich Ihnen veranschaulichen, wie so etwas vor sich gehen kann:

Fallbeispiel: Zauberfamilie

Der Vater eines sechsjährigen Mädchens bat mich um Hilfe: Sein Kind leide unter starken epileptischen Anfällen,

deswegen stehe nun eine Hirnoperation an. In der Familie sei alles sehr belastend. Seine Tochter wisse noch nichts von der Operation und seine Frau sei fast panisch vor Angst. Das Mädchen zeige ungewohnt aggressives Verhalten und sie wüssten nicht, wie sie das Ganze überstehen sollten, obwohl die Ärzte erklärt hatten, dass der Eingriff nur mit einem geringen Risiko verbunden sei.
Zunächst kamen Vater und Mutter einzeln zu jeweils einem Beratungstermin in meine Praxis. In diesem geschützten Rahmen gelang es beiden, ihre Ängste klar zu benennen. Mit Hypnotherapie konnten sie Entspannung finden. In einer Familiensitzung kamen erstmals alle drei zusammen in die Praxis, um eine Zauberfamilie zu werden. In magischer Atmosphäre erlebten sie zuerst das Ritual „Das Kind wird zum Zauberkind" – und damit wurden auch Mutter und Vater zu „Zaubermama" und „Zauberpapa".
Beim Zauberritual zum „stärksten Kind der Welt" (s. Abschnitt 5.5) sprachen die Eltern zum Kind: „Kraft, Kraft, Kraft …", „Du schaffst es, du schaffst es …", „Wir glauben an dich, wir glauben an dich!" Die Eltern schafften es, aus ihrer Hilflosigkeit in eine dem Kind Halt und Kraft gebende Präsenz zu kommen. Dadurch ergab sich ein positiver Schulterschluss der Eltern mit den Ärzten und Mitarbeiterinnen für das Kind. Um sich an den Kraftzauber zu erinnern, zauberte ich für den Vater einen Glücksstein, für die Mutter ein Kraftarmband und für das Kind ein Schutzengelchen als positiven Anker fürs Krankenhaus.
Für die Zeit im Krankenhaus lernten die Eltern je ein einfaches Zauberkunststück, um ihre Tochter im Krankenbett ablenken zu können. Vor allem für die Mutter, die große Angst vor der belastenden Situation am Krankenbett hatte, war es wichtig, konkret etwas in der Hand zu haben, um ihr Kind „verzaubern" zu können.

Auch das Kind lernte ein Zauberkunststück: Nase ausrenken. Damit konnte das Mädchen die Ärzte durch das Geräusch beim Naseausrenken das Gruseln lehren und seine Eltern positiv überraschen. Nase ausrenken macht wirklich ein schreckliches Geräusch.

Das Zauberkunststück „Nase ausrenken“ ist an anderer Stelle ausführlich beschrieben (s. Abschnitt 5.12). Und so war die Rückmeldung der Familie:

> „Liebe Frau Neumeyer,
> der Zauber hat gewirkt! Wir konnten bereits sechs Tage nach der OP wieder nach Hause! Zwar war der Eingriff größer als geplant, aber Christine hat alles sehr gut überstanden und toll mitgemacht. Das Foto zeigt sie nur 5 Tage nach der OP. Es ging jetzt alles so viel schneller und besser als gedacht, dass wir es erst mal verarbeiten müssen und viel darüber reden. Ich denke, Christine kann diese Woche schon stundenweise in die Schule gehen. Wir danken Ihnen nochmals für die liebevolle Unterstützung und wünschen Ihnen natürlich zauberhafte Sommerferien!“

Auch in der Praxis von Ärztinnen, Zahnärztinnen und im Krankenhaus ist eine positive Verwandlung möglich. Das kann durch ein einfaches, im richtigen Moment eingesetztes Zauberkunststück oder ein magisches Ritual geschehen, Sie können aber auch Ihre Praxis oder Station zu einer „echten“ Zauberpraxis oder einer Zauberwelt machen. Wie dies gelingt, können Sie ebenfalls nachlesen. Ich möchte Sie unbedingt ermutigen, in den Zauberkasten zu greifen und kurzerhand alle zu verzaubern, wenn Sie mit ängstlichen Eltern und Kindern eine Behandlung vorbereiten.

2 Elemente des Therapeutischen Zauberns

2.1 Einführung

Therapeutisches Zaubern verbindet das magische Handwerk der Zauberkunst mit der Hypnotherapie nach Milton H. Erickson. Zaubern und verzaubert werden, bedeutet, einzutauchen in eine andere Welt, durch Zauberei wird scheinbar Unmögliches möglich. Therapeutisch eingesetzt, ist Zaubern deshalb ein faszinierendes Medium, um mit Kindern, Jugendlichen und Erwachsenen in Kontakt zu kommen. Es gelingt, in magischer Atmosphäre Lösungsprozesse in Gang zu setzen und in sehr belasteten Behandlungssituationen eine gute, erfolgreiche Zusammenarbeit mit den Patientinnen zu erreichen.

Therapeutisches Zaubern basiert auf den Grundannahmen und den Haltungen der systemischen Beratung und Therapie. In der systemischen Therapie wird das gesamte Familiensystem in den Blick genommen. In einer Familie beeinflussen sich die einzelnen Mitglieder mit ihren Aktionen und Reaktionen gegenseitig. Jeder steht mit jedem in Verbindung. Verändert sich ein Familienmitglied, verändern sich auch die anderen. Wenn ein Familienmitglied krank ist, hat dies Auswirkungen auf die anderen Familienmitglieder. Jeder verhält sich dann zur Krankheit auf seine spezifische Weise (zum Beispiel Kind ängstlich, Mutter hilflos, Vater überfordert). Für die Praxis bedeutet dies, den Kranken eingebunden in seinem Familiensystem zu sehen. Der systemische Ansatz zeichnet sich dadurch aus, dass man sich nicht allein auf den Kranken konzentriert, sondern die ganze Familie in den Blick nimmt.

Die zweite wichtige Grundlage des Therapeutischen Zauberns ist die Hypnotherapie nach Milton H. Erickson, die ihre Wurzeln in der ganzheitlichen rituellen Heilkunst der Hypnose hat. Die Hypnotherapie beeinflusst unbewusste und unwillkürliche Prozesse gezielt durch verbale und nonverbale Kommunikation. So wird im Therapeutischen Zaubern viel mit Ritualen, mit Bildern und Imagination gearbeitet, um eine tiefe Entspannung herbeizuführen.

Weiterhin werden Hypnose und Trance einbezogen. Hypnose wird dabei als Methode verstanden, die Aufmerksamkeit auf bestimmte Erlebnis- und Erfahrungsbereiche zu lenken. Diese von Ärztin und Patientin gemeinsame durchgeführte Strategie der Fokussierung kann zu einer Trance führen, also zu einem Zustand nach innen gerichteter Aufmerksamkeit.[6]

Als ressourcenorientierter Ansatz mit einer positiven, zugewandten, wertschätzenden und möglichst humorvollen Kommunikation nimmt das Therapeutische Zaubern die Stärken der Menschen in den Blick und versucht, sie intensiv zu nutzen. Um einen Perspektivwechsel vom Problem hin zu einer Lösung einzuleiten, werden häufig positive Umdeutungen eingesetzt.

Therapeutisches Zaubern ist also nicht mit dem schnellen Einsatz von zwei oder drei Zaubertricks zu verwechseln. Die Zauberkunststücke des therapeutischen Zauberns haben vielmehr eine pädagogisch-therapeutische und helfende Wirkung. Sie werden meist im Rahmen einer Kraft und Stärke gebenden Zaubergeschichte praktiziert und beziehen immer die Fähigkeiten der Patientinnen im Sinne der Selbstheilung mit ein.

---

6 Vgl. Holtz (2005), S. 16.

Therapeutisches Zaubern entfaltet seine heilsame Wirkung in allen möglichen Kontexten, in denen Menschen therapeutisch begleitet und behandelt werden, beispielsweise:

- im Krankenhaus,
- in Kinder- und Jugendarztpraxen,
- bei der Kinder- und Jugendtherapeutin,
- in Praxen für Kinder- und Jugendlichenpsychiatrie und -psychotherapie,
- in Zahnarztpraxen,
- in physio-, ergo- und logotherapeutischen Praxen,
- bei ärztlichen oder zahnärztlichen Prophylaxeterminen in Kindergarten und Schule,
- bei Reha-Maßnahmen,
- bei der Trauerbegleitung.

Die Behandlung von

- Kindern, die abwehrendes, sich verweigerndes oder kontrollierendes Verhalten zeigen,
- sogenannten „Null-Bock-Jugendlichen",
- Eltern, die verängstigtes, kontrollierendes Verhalten zeigen,
- Erwachsenen, die sich mit schwerwiegenden Krankheiten, angstbesetzten und/oder langwierigen Therapien auseinandersetzen müssen,
- Menschen mit Demenzerkrankungen

kann durch Therapeutisches Zaubern in eine konstruktive, lösungsorientierte Richtung hin verändert, ja geradezu verwandelt werden. Kurz: Therapeutisches Zaubern ist für Kinder und Erwachsene von 3 bis 99 Jahren geeignet.

2.2 Hypnotherapie: Die Kraft der Imagination

Therapeutisches Zaubern und Hypnotherapie gehören für mich zusammen. Haltungen und Anregungen aus der Hypnotherapie sind die Essenz, das Therapeutische Zaubern ist das Medium. Es dient als „Brücke" in therapeutischen Prozessen. Voraussetzung für die gute Zusammenarbeit ist, dass die Beziehung zwischen Ärztin und Patientin stimmt. Die Fachbegriffe der Hypnotherapie von Milton H. Erickson stammen aus dem Englischen.

2.2.1 Pacing

Das Wort „pace" bedeutet „Stufe" oder „Geschwindigkeit". Vielleicht kennen Sie den „Pacemaker" bei Radrennen. Der „Pacemaker" stellt sich gezielt in den Dienst anderer Fahrer, indem er die Geschwindigkeit so „gestaltet", dass alle Mitglieder seiner Gruppe mithalten können. Er braucht dafür eine sensible Wahrnehmung und die Rückmeldung der anderen, um zu erspüren, wie viel er von den anderen fordern kann, damit sie noch dabeibleiben.

In der Behandlung und Therapie bedeutet „Pacing", sich Patientinnen anzupassen und im übertragenen Sinne „mitzugehen" oder auch „Schritt zu halten". Das erfordert, sich ganz auf die Welt und die Vorstellungen der Patientinnen einzulassen und ihren Problemschilderungen immer mit Akzeptanz zu begegnen. Manchmal ist das einfach und dann entsteht ein guter Kontakt.

Manchmal fällt diese Kontaktaufnahme auch schwer: Wir begegnen Familienstrukturen, Wertvorstellungen oder Verhalten, die uns fremd sind. Dann gelingt der Kontakt, wenn wir uns auf das Weltbild der Patientin einstellen.

Der Gedanke „Wie kann man nur …?" impliziert bereits ein Nichtannehmen des Patienten und verhindert den Aufbau von Beziehung und Vertrauen. Erst wenn der Patient sich vollständig angenommen fühlt, können gemeinsame (Be-)Handlungen optimal gelingen.

Fallbeispiel: Echte Zauberer und „falsche" Tricks?
Bei einem Zauberprojekt in der Klinikschule der Kinder- und Jugendpsychiatrie, sagte ein Kind zu mir:
„Ich will dein Zaubern gar nicht lernen. Das sind ja nur Tricks. Ich kann nämlich wirklich zaubern, ich kann die ganze Welt verzaubern." Dieser Junge war mit elf Jahren eigentlich lange den magischen Jahren der Vorschulkinder entwachsen. Hätte man argumentiert, dass ja niemand wirklich zaubern kann und dass alles nur auf Illusion, Handgeschick und Ablenkung beruht, wäre dies für den Jungen eine Abwertung gewesen. Er hätte sich nicht ernst genommen gefühlt und vermutlich seinen Widerstand verstärkt. Ich antwortete deshalb: „Ja, das sind Tricks, mach doch einfach mit, dann kannst du die Tricks zu deiner Zauberkunst noch dazulernen." So blieb seine Aussage „Ich kann zaubern" stehen und er konnte sich einlassen. Seine Begeisterung war vollends geweckt, als er zum ersten Mal anderen etwas vorzaubern konnte.

2.2.2 Rapport und Compliance

Wenn Menschen sich gut verstehen, gleichen sie sich nach kurzer Zeit in ihrem Verhalten an: Sie nehmen die gleiche Körperhaltung ein, sprechen mit ähnlichen Worten und Redewendungen und wirken wie „Spiegelbilder": Die Neurologie hat mit der Entdeckung der Spiegelneuronen nachgewiesen, dass Menschen Hirnstrukturen haben, die eigens auf die Wahrnehmung anderer Menschen und die Nachahmung wahrgenommener Handlungen ausgerichtet sind. Dies befähigt uns, uns in andere Menschen hineinzuversetzen, empathisch zu denken und zu handeln. Dieses Einfühlen und Anpassen (Pacing) führt zu einer optimalen Übereinstimmung, die in der Hypnotherapie auch als „Rapport" bezeichnet wird. Wenn sich Haltung, Gestik und Atemfrequenz, Mimik, Stimmlage, Lautstärke, Sprechweise und Wortwahl angeglichen haben, ist das ein Zeichen für großes (manchmal auch unbewusstes) gegenseitiges Vertrauen. Vertrauen ist die Voraussetzung für eine gute Kooperation zwischen Behandelnden und Patienten. Dieser Zustand wird auch als „Compliance" bezeichnet.

Mit Kindern in Rapport zu gehen, fällt uns meist leicht. Schwierig wird es hingegen oft, wenn wir in den Rapport zu Eltern gehen wollen oder sollen, die wir als „schlechte" Eltern empfinden. Sobald ich denke: „Wie kann man nur so mit seinem Kind umgehen?", bin ich aus dem Rapport mit dem Elternteil herausgegangen. Doch der gute Rapport zu den Eltern ist für mich eine der wichtigsten Voraussetzungen für eine effektive Behandlung und einen Therapieerfolg.

Deshalb ist es wichtig, die Eltern beim Einsatz des Therapeutischen Zauberns von Anfang an einzubeziehen. Durch diese Einbindung können die Eltern mit Ihnen in Rapport gehen. Sobald die Eltern jedoch denken: „Wieso zaubern die, die sollen das Kind behandeln?!", ist der Kontakt verloren und er muss wieder mühsam aufgebaut werden. Grundsätzlich ist es immer förderlich für das Vertrauen, wenn Sie die eigene Arbeit und Ihre Ziele transparent machen.

Fallbeispiel: Erickson und Jesus
In einer Einrichtung für psychisch kranke Menschen war ein Mann, der sich für Jesus hielt und alle sinnvollen Beschäftigungen ablehnte. Milton Erickson sagte ihm, dass er als Sohn von Joseph, dem Zimmermann etwas vom Tischlern verstehen und als Messias und Erlöser bereit sein müsse, den Menschen zu helfen. Er regte ihn an, den

Mitpatienten in der Arbeitstherapie beim Bau von Regalen zu helfen. Erickson hatte die Sicht des Patienten nicht bezweifelt und sich auf sein Denken eingelassen. Es war ihm gelungen, Kontakt zu schaffen (Pacing und Rapport) und den Patienten zu etwas Neuem anzuregen.[7]

Die Familien- und Hypnotherapeutin Brigitte Lämmle beschrieb es in einem Seminar so: „Ich stehe auf dem Gehweg und schaue auf die Seite der Patientin hinüber und frage: ‚Wie sieht deine Welt aus?'" Dieses Bild macht sehr klar: Beim Rapport ist eine professionelle Distanz notwendig. Der Profi nimmt die Sichtweise und das Erleben des Gegenübers in den wertschätzenden, interessierten und anerkennenden Blick und lässt sich die Welt der Patientin erklären, um mit diesem Wissen in einen guten Kontakt und zu einer kooperativen Behandlung zu kommen.

2.2.3 Reframing

Der Begriff „Reframing" ist abgeleitet vom englischen Wort „frame" für „Rahmen". Reframing bedeutet, Erlebnisse, Vorstellungen und Überzeugungen in einen anderen Rahmen zu setzen, sie positiv umzudeuten. So wird ein halbleeres Glas als halbvoll bezeichnet. Durch das Einführen einer anderen Perspektive verändert sich die Bewertung eines Ereignisses, einer Verhaltensweise oder eines Gedankens.

Bei einer Fortbildung erzählte Betty, die Tochter von Milton Erickson, von einem Fahrradunfall ihres Bruders, der sich den Arm aufgeschlagen hatte, blutete und niemanden an die Wunde lassen wollte, die gereinigt werden musste. Erickson sagte zu seiner Frau: „Ich wette, es braucht nur vier Tropfen von diesem wunderbar gesunden Blut, um ein ganzes

7 Vgl. Revenstorf (2009), S. 256.

Waschbecken mit Wasser zu färben." Seine Frau, die Ericksons Art von ablenkendem Humor schon kannte, widersprach: „Niemals! Dazu braucht es mindestens zehn Tropfen dieses wunderbar gesunden Blutes." Das weckte den Forschergeist des Sohnes, und er ging zum Waschbecken, um dies zu überprüfen.

Beim Reframing geht es auch darum, eine zugeschriebene, oft negative Bedeutung eines Verhaltens zu verändern. Zögerliches Verhalten kann dann als sorgfältiges Bemühen verstanden werden, Gefahren zu erkennen und Risiken zu minimieren. Ein empfindliches Kind kann als Kind mit feinen Antennen gesehen werden. Die wichtigste Sache beim Reframing ist die Verstörung der bisherigen Sicht der Dinge. Ein Reframing soll dem Patienten einen besseren Zugang zu den eigenen Ressourcen ermöglichen.

In einem Seminar zum Thema „Die zauberhafte Zahnarztpraxis" hatten die Teilnehmerinnen und ich gemeinsam überlegt, wie selbst bei Patientinnen mit sehr „schlechten Zähnen" und sehr „schlechter Zahn- und Mundpflege" noch etwas Positives zu sehen sei. Die Blickrichtung auf die gesunden Zähne schien uns hilfreich. Sie könnten also statt der vier kaputten Zähne die achtundzwanzig (maximal natürlich!) gesunden ansprechen: „Achtundzwanzig gesunde Zähne!"

Als Feedback berichtete ein Teilnehmer, auf seinem Behandlungsstuhl habe einmal ein Patient gesessen, der sehr verschämt gewirkt habe und sehr „schlechte" Zähne hatte. Gezielt positiv, um etwas Neues zu wagen, habe er zu seinem Patienten gesagt: „Ist ja schon ganz gut, es könnte aber noch besser sein!" Der Mann habe erstaunt geschaut, sich sichtlich entspannt und habe sich auf eine Behandlungsplanung einlassen können. In seine Praxis kamen daraufhin neue Patienten, Bekannte dieses Patienten. Er hatte ihnen begeistert erzählt: „Der schimpft nicht!"

Neben einer Kommunikation des Gelingens benötigt man die Arbeit mit Visionen, die mit positiven Bildern verknüpft werden:

Fallbeispiel: Positive Vision
Ein sechzehnjähriger Junge kam wegen unerklärlicher Bauchschmerzen zu mir. Es stellte sich heraus, dass er aufgrund vieler Umzüge und dadurch bedingter zahlreicher Schulwechsel den Anschluss und seine Motivation zum Lernen verloren hatte. In einer Trance entwickelte er positive Visionen und konnte benennen, dass er beim Militär eine Flugausbildung machen wolle. Dieses Ziel wurde mit einem positiven Bild verknüpft: einer „süßen Frucht", die er bekommen wollte. Es wurde mit ihm daran gearbeitet, dass er, um diese Frucht zu bekommen, noch in den einen oder anderen „sauren Apfel" beißen müsse. Er verstand, dass er sich in der Schule bemühen und eine Aufnahmeprüfung bestehen müsse. Der Junge ging aus der Therapiestunde und sagte lachend: „Ich hab's kapiert: saurer Apfel und süße Frucht!"

2.2.4 Leading

„Leading" ist abgeleitet von dem englischen Verb „to lead" und bedeutet „leiten" oder „führen". Konkret besteht Leading darin, sich jemandem an die Seite zu stellen und ihm das Angebot der Begleitung zu machen oder wieder bildlich gesprochen: Sie nehmen jemanden bei der Hand und gehen mit ihm über die schwierige Wegstrecke. Voraussetzung dazu ist das Vertrauen in die Fähigkeiten der Ärztin.

Bei traumatisierten Patientinnen oder jungen Kindern ist es manchmal trotz Pacing und gutem Rapport schwierig voranzugehen. In diesen Situationen geht es darum, den Blick von der Gefahr abzulenken, also beim Gehen nicht auf die möglichen Gefahren zu schauen. Ein Zauberkunststück hilft, hier abzulenken.

Womöglich denken Sie jetzt: „Was soll ich denn noch alles tun? Im Praxisalltag bleibt mir dazu keine Zeit.“ Ihr Einwand ist vollkommen berechtigt, doch diese Intervention ist weniger aufwendig, als sie auf den ersten Blick erscheint. Pacing und Leading gelingen Ärzten und Ärztinnen und ihren Mitarbeiterinnen oft ganz natürlich. Nur manchmal stoßen sie an Grenzen. Dies geschieht meist dann, wenn Patientinnen Erfahrungen aus Situationen mitbringen, in denen eben nicht begleitet, sondern verordnet wurde, in denen sie Ohnmacht und Angst erlebt haben. Sie haben Angst und entwickeln dadurch Widerstand gegen eine Behandlung. Die Investition in die Beziehung lohnt sich.

2.2.5 Trance

Der Ausdruck „Trance“ klingt für einige Menschen nach etwas Unheimlichem. Trance wird manchmal verstanden als ein Zustand der Entrücktheit, in dem man die Welt um sich herum nicht mehr mit seinen Sinnen wahrnehmen kann. Mit dieser Vorstellung ist oft die Sorge verbunden, man könne nicht mehr über sich selbst bestimmen, womöglich könne man sogar manipuliert werden. Andererseits gibt es auch die Sehnsucht nach dem Wunderheiler, der mit einer Trance alles wieder heilt.

Durch das Therapeutische Zaubern gelingt es, in eine angenehme Trance zu kommen. Man fühlt sich wie in einer anderen Welt. Es ist zu unterscheiden zwischen Problemtrance und Lösungstrance. Eine Problemtrance nimmt gefangen, nimmt alle Hoffnung, löst Angst aus und macht dadurch starr – Menschen in einer Problemtrance fühlen sich „wie gelähmt“. Die Problemtrance bezieht ihre Energie aus Dingen, die früher einmal schiefgegangen sind und als schmerzhaft und beeinträchtigend erlebt wurden. Sie führt dazu, dass Menschen sich nur am Misserfolg orientieren und dadurch immer weiter in die Enge von Angst und Ohnmacht gedrängt werden. „Bei dieser Operation geht nur bei einem Prozent etwas schief!", erklärt die Ärztin dem älteren Herrn im Krankenhaus. Er ist verzweifelt: „*Ich* werde eben derjenige sein. Bei einem muss es ja passieren, *ich* werde das eine Prozent sein!"

Gerade wenn man etwas schon länger als Problem erlebt, so zeigt die hypnotherapeutische Erfahrung, engt sich die Wahrnehmung der Betroffenen besonders ein, sind ihre Erlebnisprozesse intensiv mit Problemmustern assoziiert. Das ständige Kreisen um das Problem verstärkt und stabilisiert das Problem geradezu.

Diese Prozesse laufen schneller als bewusst wahrnehmbar ab. Manchmal entstehen aus solchen Problemtrancen negative „Ohrwürmer".[8] Sie flüstern dem Menschen Worte ins Ohr, die ihn in kritischen Situationen schwächen: „Bei mir geht auch *immer alles* schief", „*Immer* erwischt es mich!", „Warum passiert immer *mir* so etwas?" sind Ohrwürmer, die das Problemerleben weiter verstärken.

Oft haben Kinder solche Problemtrancen „geerbt". Sie waren noch nie bei der Zahnärztin und wissen dennoch: „Zur Zahnärztin zu gehen ist schrecklich!" Mit der Dynamik, in der in Familien Gefühle und Verhaltensmuster weitergegeben werden, hat sich der „Ohrwurm" vermehrt und eine Problemtrance verfestigt.

Das Gegenteil davon ist die Lösungstrance. Sie bewirkt Heilung oder Gesundung durch die Fokussierung auf positive Erfahrungen. Das Therapeutische Zaubern bricht Problemtrancen auf und bietet stattdessen Lösungstrancen an.

8 Vgl. Neumeyer (2009), S. 64.

> „Für Erfolg in Therapie und Beratung ist es besonders relevant, ob die ‚Trance' einen wichtigen Unterschied einführt in die bisher problemstabilisierenden Muster."[9]

> „Das Zauberkunststück tritt in den Hintergrund und die Metapher bzw. die therapeutische Geschichte in den Vordergrund. Dadurch werden, psychophysiologisch gesehen, fokussierte Aufmerksamkeitszustände hervorgerufen, die man als Trance bezeichnen kann."[10]

Das Kind mit der Angst vor der Zahnärztin kommt mit einer Problemtrance und dem negativen Ohrwurm „Ich hab solche Angst!" zur Behandlung. Es erwartet, dass es ganz schlimm werden wird. In einer Zauberpraxis kann es etwas Wunderbares erleben. Zunächst erlebt das Kind mit Hilfe des „Kraftzaubers", dass es stärker wird (s. Abschnitt 5.5). So kommt das Kind von der Problemtrance in die Lösungstrance. Mit dem positiven Ohrwurm „Ich habe es geschafft" geht es nach Hause.

Lösungstrancen sind beim Therapeutischen Zaubern ein Teil der Zauberworte. Zauberworte wirken auditiv und die Zauberkunststücke visuell, in der Kombination entfalten sie ihre Wirkung. Therapeutisches Zaubern hilft, kritische Situationen zu bewältigen und dadurch auf lange Sicht gelassener und selbstsicherer zu werden.

2.2.6 Metaphern

> „Die Metapher ist eine Form symbolischer Sprache, die jahrhundertelang in vielen Bereichen als Lehrmethode verwendet wurde. Die Gleichnisse des Alten und Neuen

9 Schmidt (2005), S. 17.

10 Simon (2008), S. 177.

Testaments, die heiligen Schriften der Kabbalah, die Koans des Zen-Buddhismus, die Allegorien der Literatur, die Bilder der Dichtkunst und die Märchen der Geschichtenerzähler – alle bedienen sich der Metapher, um einen Gedanken auf indirekte, aber paradoxerweise wirkungsvollere Art zu vermitteln."[11]

Im alltäglichen Gebrauch sind uns viele Metaphern gar nicht bewusst. Beispiele aus dem Bereich der Körpermetapher sind etwa: sich etwas hinter die Ohren schreiben, ganz Ohr sein, das Herz auf der Zunge tragen, sich den Mund verbrennen, etwas auf Herz und Nieren prüfen, die Haare stehen zu Berge – Ihnen fallen bestimmt viele weitere Metaphern ein.

Positive Metaphern spielen beim Zaubern eine große Rolle: Da gibt es Zauberblumen, die gute Gedanken symbolisieren, Knoten in Seilen, die sich auflösen können und dergleichen mehr. Ein schönes Beispiel dafür ist das Kunststück „Der Lösungsknoten", den ich bereits in einem früheren Buch ausführlich erklärt habe.[12] Hier deshalb eine verkürzte Darstellung:

Der Lösungsknoten

Ein rotes Seil dient als Metapher für den roten Faden des Lebens. In das Seil werden Knoten gebunden als Bild für Probleme und Krisen des Lebens, wie etwa Krankheiten. Mit Hilfe des Seils wird sehr schön sichtbar, was passiert, wenn man nur die Probleme im Blick hat: Das rote Seil wird immer kürzer und kürzer, das Problem dagegen nimmt mehr und

11 Mills (1996), S. 24.

12 Sie können die Anleitung dazu in meinem Buch *Mit Feengeist und Zauberpuste* nachlesen und natürlich auch in der Ausbildung zum Therapeutischen Zaubern erlernen.

mehr Raum ein. Dieses Knotenbild führt deutlich vor Augen, wie sinnvoll es ist, auf das zu schauen, was gut läuft, um aus einer Problemtrance in eine Lösungstrance zu kommen.

In „behandelnden" Berufen ist es darüber hinaus gut, zwischen Kriegs- und Versöhnungsmetaphern zu unterscheiden. Beobachten Sie einmal selbst: Wie oft haben wir belastete, kämpferische Aussagen im Zusammenhang mit Krankheiten auf den Lippen: Wir kämpfen dagegen an, wir lassen uns nicht unterkriegen, wir besiegen die Schwächen. Die Psycho- und Hypnotherapeutin Hanne Seemann stellt in diesem Zusammenhang die Frage: „Mein Körper und ich – Freund oder Feind?"[13] Sicherlich ist es heilsamer, wenn ich meine gesunden und guten Kräfte schätze und unterstütze. Dann muss ich gegen meine Krankheit keine Geschütze auffahren, sondern kann mich auf das Selbstheilungspotenzial meines Körpers konzentrieren. Wenn ich mich nicht im Kampf erschöpfe, habe ich mehr Kraft und kann fürsorglicher mit mir sein (vgl. Abschnitt 2.3.7).

2.2.7 Verwandlung von negativen in positive Suggestionen

Alle unsere Erfahrungen und Erlebnisse beeinflussen die Art, wie wir mit uns umgehen und über uns selbst denken. Wenn ein Mensch beispielsweise regelmäßig etwas wie „Dauernd passiert dir etwas Schlimmes!" zu hören bekommt, wird seine eigene innere Stimme dies aufnehmen und ihm etwas Ähnliches einflüstern. Negative Suggestionen können uns ängstigen, verunsichern, blockieren und Lösungen verhindern. Positive Suggestionen dagegen bestärken und beruhigen. Therapeutische Prozesse verändern die Eigenwahrnehmung und

13 Seemann (2011).

wirken auf die Autosuggestionen eines Menschen ein, Lösungen werden möglich.

Beim Therapeutischen Zaubern wirken ritualisierte Aussagen im Zusammenspiel mit dem Bild, dem Handlungsablauf und der magischen Atmosphäre als Suggestionen. Sie können die Autosuggestionen eines Menschen positiv verändern, und zwar umso besser, je stärker ein Mensch mit seiner ganzen Wahrnehmung und all seinen Gefühlen präsent ist. Spielerisch können so neue „Formeln“ entstehen, die die eigene Stärke unterstützen. Im Therapeutischen Zaubern sind das die „Zauberworte“. Beim Zauberkunststück „Die Feenrakete“ (s. Abschnitt 5.7) helfen die Worte: „Wenn ich etwas will, wenn ich etwas wirklich will, was ich schaffen kann, dann werde ich es schaffen!“

Im stressigen Praxisalltag passiert es immer wieder leicht, dass alte Sprachmuster ungefragt im Raum stehen.[14] Im Abschnitt 2.3.1 habe ich eine kleine Sammlung gängiger Sprachmuster mit positiven Alternativen zusammengestellt (Tab. 1). Vielleicht kommt Ihnen das ein oder andere bekannt vor.

Die verbale Sprache ist oft abstrakt und weniger einprägsam als konkrete Dinge. In den meisten Fällen – und das gilt sowohl für die Arbeit mit Kindern wie mit Erwachsenen – ist es deshalb hilfreich, den Wandlungsprozess durch etwas konkret Greifbares zu unterstützen. Christine Jüngling und Jann Wienekamp haben diesen Prozess in ihrem Kinderbuch *Das Zaubermittel* wunderschön dargestellt:

> „Der kleine Kai hat vor ganz vielen Sachen Angst und wird im Kindergarten gehänselt und ausgelacht. Warum nur kann er bei so vielem nicht mitmachen? Sein Großvater

14 Hüllemann (2013).

gibt ihm einen Zaubertrunk. Das macht ihm Hoffnung, gleich ist er besser gelaunt. Und: Er glaubt an sich, denn er hat ja den Zaubertrunk genossen. Mit dieser neuen positiven Autosuggestion ‚Ich bin stark und mutig' begegnet er der Welt ganz neu. Wie groß ist sein Schrecken, als er das Fläschchen mit dem Zaubertrunk zerbricht! Doch Opa hilft auch diesmal: Er gesteht, dass der Zaubertrank reines Leitungswasser gewesen sei. Es war die ganze Zeit Kais eigene Kraft und sein ureigener Mut, der ihn so viel Neues erleben ließ. Kai versteht: Er kann fast alles, wenn er sich nur selbst vertraut!“[15]

2.2.8 VAKOG oder unser Fünf-Sinne-System

Unsere Welt nehmen wir mit unseren Sinnen wahr: mit den Augen, den Ohren, dem Spüren, dem Geruch und dem Geschmack. Dieses Wahrnehmungssystem wird auch VAKOG-System genannt.

VAKOG steht für die fünf Sinne des Menschen:

- **V**isuell für das Sehen,
- **A**uditiv für das Hören,
- **K**inästhetisch für das Fühlen,
- **O**lfaktorisch für das Riechen,
- **G**ustatorisch für das Schmecken.

Unsere Sinne spielen eine besonders wichtige Rolle, wenn wir uns an etwas erinnern. So kann beispielsweise ein bestimmter Geruch unmittelbar Erinnerungen an die Kindheit wachrufen und ganz lebendige, bunte Bilder vor dem inneren Auge erzeugen. Oder ein Musikstück aktiviert Erinnerungen an einen Menschen, an den wir schon lange nicht mehr gedacht haben. Solche Erfahrungen sind allen Menschen vertraut.

15 Jüngling (2002).

Die fünf Sinne Sehen, Hören, Fühlen, Riechen und Schmecken werden in der Hypnotherapie mit fünf unterschiedlichen Kommunikationskanälen gleichgesetzt und spielen eine Rolle als Aspekte bei Pacing, Leading und Rapport. Die meisten Menschen haben einen der drei Hauptsinne Sehen, Hören oder Fühlen (VAK) besonders stark ausgebildet. In der Hypnotherapie und beim Therapeutischen Zaubern versucht die Therapeutin, sich auf den oder die bevorzugten Sinne des Patienten verbal einzuschwingen. Einen Patienten, der stark auditiv ausgerichtet ist, könnte man z. B. mit „Für mich hört es sich so an, als ob …“ ansprechen oder ein Kind mit einer ausgeprägt kinästhetischen Wahrnehmung mit „Mir scheint, dass es sich für dich gut anfühlt, wenn …“.

Je mehr Sinne angeregt werden, desto nachhaltiger prägt sich eine Erfahrung ein. Deshalb finden Sie bei den Anleitungen zu den Zauberkunststücken gelegentlich den Hinweis auf das VAKOG-Schema, als Erinnerung, möglichst alle Sinne einzubeziehen.

2.3 Zauberhafte Stimmung: Sprache und Atmosphäre

In diesem Kapitel geht es darum, wie das Therapeutische Zaubern mit der Sprache der Hypnotherapie und einer magischen Atmosphäre arbeitet, in der Entspannung, Lösungen und Musterunterbrechungen auf spielerisch leichte Art möglich werden.

Vor ein paar Monaten erzählte mir eine Patientin folgende Geschichte:

Fallbeispiel: Zaubersprache
Die Patientin hatte einen Termin zur Untersuchung in einer HNO-Klinik, weil sie bei sich Geschwulste am Zungenrand entdeckt hatte. Der Assistenzarzt, der sie untersuchte, teilte ihr nüchtern die Diagnose „zwei kleine Tumore an der Zunge“ mit und schickte sie mit der Bemerkung, er müsse dazu den Oberarzt konsultieren, wieder in das Wartezimmer.
Völlig schockiert und deprimiert saß die Patientin im Wartezimmer, als zufällig ein Bekannter vorbeikam, der in der Klinik arbeitete. Sie erzählte ihm, was sie bedrückte. „Ach, du liebes bisschen, auch noch an der Zunge, da heilt doch nichts“, war seine spontane Reaktion – eine verinnerlichte negative Suggestion, wie wir sie im vorigen Kapitel kennengelernt haben. Das verstärkte die Ängste der Patientin so sehr, dass sie sich schon auf der Krebsstation liegen sah. Der Oberarzt, der sie kurz darauf hereinbat und sich die Zunge genau ansah, beherrschte glücklicherweise eine Art Zaubersprache: „Harmlos“, sagte er, „zwei kleine Geschwulste, die Sie behalten können.“ Die Patientin war unglaublich erleichtert und zugleich verärgert. Sie fragte den Oberarzt, warum der Assistenzarzt von Tumoren gesprochen und sie damit so sehr in Angst und Schrecken versetzt habe. Der Oberarzt nahm seinen jungen Kollegen ein wenig in Schutz. Es sei medizinisch korrekt, derartige Geschwulste als Tumoren zu bezeichnen, der Begriff „Tumor“ sei grundsätzlich ganz neutral und sage nichts über die Gefährlichkeit der Geschwulst aus.

Hier zeigt sich, wie unterschiedlich ein einziges Wort wirken kann, je nach Kontext, in dem es ausgesprochen wird: In Medizinerkreisen ist „Tumor“ ein neutraler Fachbegriff, bei den meisten Menschen wird „Tumor“ jedoch mit großer

Gefahr assoziiert, die unmittelbar entsprechende Ängste hervorruft. Im Umgang mit Sprache geht es oft um die Beachtung des Kontexts.

Durch Zauberworte die Aufmerksamkeit und das Tun auf hilfreiche Dinge zu lenken – das heißt, die Sprache positiv und heilsam zu verwenden –, damit beschäftigen sich die nächsten Kapitel.

2.3.1 Positivsprache

Wir sagen oft mit Worten, was ein Kind nicht tun soll, zum Beispiel: „Renn nicht auf die Straße!" (eine Negativaussage), aber sagen nicht, was ein Kind tun soll: „Bleib auf dem Gehweg!" (eine Positivaussage). Das Verrückte ist, dass wir oft unbewusst Dinge sagen, die ein Kind nicht tun soll, und erwarten, dass es genau weiß, was es stattdessen tun soll. Das verraten wir dem Kind aber nicht! „Jetzt habe ich dir schon fünfmal gesagt, dass du nicht auf die Straße rennen sollst" ist eine gängige Negativaussage. Was hindert uns daran, es als Positivaussage zu formulieren „Bleib bitte auf dem Gehweg"? In vielen Arztpraxen hören Kinder immer noch: „Du brauchst keine Angst zu haben." Dabei fehlt für ihre Entspannung der Satz: „Wir schauen, dass es dir hier gut geht."

Wir müssen ganz bewusst umdenken und umschalten, um eine positive Sprache zu verwenden. In angespannten Situationen fällt uns das noch schwerer. Ich möchte Sie deshalb ermutigen, in Ihrer Praxis mit Ihrem Team einmal genau hinzuhören: Welche Negativformulieren verwenden Sie? In welchen Situationen tauchen sie vor allem auf? In Tabelle 1 finden Sie Anregungen und Umformulierungen für Ihren Praxisalltag.

Wenn Eltern mit ihren Kindern schon häufig Missgeschicke erlebt haben, fürchten sie in der Folge die vermeintlich „schon wieder" anstehenden negativen Erfahrungen und warnen verständlicherweise ausdrücklich davor. Wichtig ist deshalb, dass

Sie den Eltern die Wirkung der Negativsprache erklären. Um den Eltern das Erlernen der Positivsprache zu erleichtern, können Sie ihnen eine Kopie diese Tabelle mitgeben.

Tab. 1 Positivsprache

Ursprüngliche Formulierung	Positive Alternative
Das war doch jetzt gar nicht so schlimm.	Das ist ja super gut gegangen.
Lachgas	Lachluft
Blut	Gesunder Lebenssaft
Zahnabdruck nehmen (für Kinder)	Wir machen die Form deiner Zähne sichtbar. Oder: Mit diesem Kaugummi machen wir ein Zahngesicht.
Es dauert nicht lange.	Es geht schnell, es ist ganz kurz.
deine Angst	die Angst
Der Blinddarm muss raus.	Der Blinddarm macht deinen Bauch krank. Der muss raus aus deinem Bauch, damit du gesund wirst.
Jetzt nicht schlucken.	Jetzt dreimal schlucken (dann ist der Mund trocken).
Du musst dir regelmäßig deine Zähne putzen.	Male dir ab heute jeden Morgen und jeden Abend kleine weiße Wolken auf deine Zähne.
Zappel bitte nicht so herum.	Kannst du deinen Armen und Beinen befehlen, sich still zu verhalten?

Aufforderungen, die als positive Formulierungen klare Handlungsanleitungen oder -strategien vermitteln, lenken die Aufmerksamkeit zielführend. Positive Sätze wie „Sie dürfen sich entspannen“ oder „Das sieht gut aus“ wirken beispielsweise beruhigend auf Patienten. In einer Zahnarztpraxis kann man einem ängstlichen Patienten mit vielen behandlungsbedürftigen Zähnen die Situation erleichtern, indem man den Fokus von den „schlechten“ auf die „guten“ Zähne lenkt und sagt: „Zehn Zähne sind gesund, es lohnt sich sehr, diese Zähne zu hegen und zu pflegen.“

Wenn wir krank sind, neigen wir dazu, uns auf unsere kranken Organe oder Körperteile zu konzentrieren und zugleich die Wahrnehmung des übrigen Körpers auszublenden. Folgende Schilderung einer Klientin mit einer chronischen Darmerkrankung ist ein typisches Beispiel für dieses Muster:

> „Wissen Sie, wenn ich unterwegs bin und weiß, wo ich die nächste Toilette finde, kann ich richtig lang laufen. Wenn ich aber nicht weiß, wo eine Toilette ist, kann ich nur ganz kurze Strecken laufen, manchmal geht es dann fast gar nicht, weil ich die ganze Zeit an meinen Darm denken muss und Angst habe, dass irgendetwas Unangenehmes passiert.“

Mit diesem Muster bringen sich Menschen in eine Problemtrance, wodurch sich das Krankheitsgefühl weiter verstärkt. Lebensfreude, Mut und Zuversicht treten zunehmend in den Hintergrund. Es kann dazu kommen, dass sich das Krankheitsgefühl auf den ganzen Körper auswirkt und eine Abwärtsspirale in Gang gesetzt wird. In einer solchen Situation können positive Sprachalternativen ein wirkungsvoller Ansatz sein, um die Entwicklung wieder in die positive Richtung zu lenken.

Ich konnte diesen Effekt eindrucksvoll bei einer Patientin beobachten, die nach der Überwindung einer schweren Krankheit zu mir in die Hypnotherapie kam. Sie hatte ihre Todesangst noch nicht überwunden. Ihr Wunsch bestand darin, durch eine hypnotherapeutische Behandlung wieder zuversichtlich in die Zukunft schauen zu können. In der Entspannungstrance habe ich mit Hilfe der bereits beschriebenen hypnotherapeutischen Interventionen ihre Aufmerksamkeit auf die vielen gesunden Anteile ihres Körpers gelenkt. Dadurch wurde ihr im Verlauf der Behandlung klar, dass sie viel mehr gesunde als kranke Anteile in ihrem Körper hat. Das half ihr, sich ihres großen Potenzials bewusst zu werden und sich wieder auf ihre Gesundheit zu konzentrieren. Auf diese Weise gestärkt, aktivierte und intensivierte sie ihre sozialen Kontakte wieder und es gelang ihr, wieder eine optimistische Zukunftsvision zu entwickeln.

2.3.2 Positive Visionen

Positive Visionen sind Vorstellungen und Bilder von Situationen, die „angenehme" Gefühle wie Freude, Erleichterung und Begeisterung auslösen. Die Grundidee der positiven Vision ist die Vermittlung der Sicherheit, etwas durchzustehen oder zu überstehen und dadurch etwas Gutes gewinnen zu können, also stärker zu werden. Das ist der Leitgedanke der ressourcenorientierten Arbeit. Die positive Vision bietet eine Alternative zur akuten, scheinbar zeit- und endlosen Angst, das gute Danach wird betont. Die Konzentration wird auf die Lösung, auf das Erleben, nachdem eine schwierige Situation bewältigt ist, gerichtet.

Oft werden Sie in Ihrer Praxis mit den Befürchtungen besorgter Eltern konfrontiert sein. „Ich seh's schon kommen: Er wird sich die Spritze wieder nicht geben lassen" kann so eine Befürchtung lauten. Das Kind wird durch diese Befürchtung eventuell derart beeinflusst, dass es sich der Injektion tatsächlich verweigert. Wenn ein Kind im Krankenhaus bleiben muss, sagt man oft: „Du musst vier Tage hierbleiben." Das klingt unangenehm, vielleicht sogar nach Strafe, auf jeden Fall hat es einen negativen Charakter. Viel besser ist es, auf den Zustand *nach* dem Krankenhausaufenthalt zu fokussieren und eine angenehme Vorstellung konkret zu benennen: „Wenn du am Sonntag wieder zu Hause bist, gibt es dein Lieblingsessen" (oder irgendetwas anderes, was dem Kind sehr gefällt).

Mit Patientinnen positive Visionen zu entwickeln, bedeutet, mit ihnen ein positives Bild in ihrer Zukunft zu entwerfen. Das ermöglicht es ihnen, in Gedanken die Hürde einer schwierigen Situation zu überwinden und positiver, gelassener in die Zukunft zu schauen.

Zur Veranschaulichung hier ein Gespräch einer Ärztin im Krankenhaus mit einem Mädchen, das vor einer Blinddarmoperation steht:

Fallbeispiel: Im Krankenhaus bleiben
Das Mädchen will nicht im Krankenhaus bleiben. Die Ärztin formuliert für das Kind nach erfolgtem Pacing und Leading diese positive Vision:
Ärztin: Ich verstehe gut, dass du lieber nach Hause möchtest. Aber deinem Bauch soll es doch erst ganz gut gehen, damit du dann, wenn du wieder zu Hause bist, auch da bleiben kannst. In der Zeit, in der dein Bauch wieder heil wird, machen wir aus dir „Das stärkste Kind der Welt", das kannst du dann allen erzählen, die dich besuchen kommen. Wem möchtest du es denn erzählen?
Kind: Dem Papa.
Ärztin: Ah, dann kannst du das morgen schon dem Papa erzählen. Und wenn du nach Hause kommst, wem magst du es dann erzählen?
Kind: Der Oma und dem Opa.

Ärztin: Ja, dann kannst du es direkt nach dem Heimkommen Oma und Opa erzählen.
Ärztin: Und dann in der Schule?
Kind: Der Nicole.
Ärztin: Ja, dann wäre es doch toll, wenn du jetzt ein paar Tage hier bleibst, damit du die Zauberkraft zum stärksten Kind der Welt bekommst. Dann kannst du allen erzählen: Das Krankenhaus war ein Zauberhaus. In dem Zauberhaus bin ich das stärkste Kind der Welt geworden!

Vielen Patientinnen hilft es auch, sich mit den Augen von anderen zu sehen, also sich selbst aus der Perspektive Dritter zu betrachten. „Vorhaben gelingen dann am besten, wenn man sich vorher in der Fantasie dabei beobachten lässt.“[16] Besonders wirksam ist es, wenn man sich als Beobachter einen wichtigen Menschen aus dem sozialen Umfeld vorstellt.

Fallbeispiel: Perspektivwechsel
Ein Kind zeigt in der Arztpraxis viel Angst und verweigert sich. Die Ärztin sagt:
„Stell dir vor, wenn du gleich wieder zu Hause bist und du deinem Papa erzählen kannst: ‚Ich hab's geschafft, ich hab' mitgemacht.‘ Dann wird dein Papa sich freuen: ‚Wow, mein Sohnemann, der hat's geschafft!‘ Stell dir vor, was für ein Gesicht dein Papa machen wird. Der wird vielleicht staunen!“

Natürlich sollten Sie wissen, ob Papa, Oma, große Schwester oder der Lehrer … tatsächlich so reagieren könnten! Manchmal, wenn Sie ein Kind vielleicht schon besser kennen, können Sie das Kind die positive Vision auch selber schaffen las-

16 Beltz (2007), S. 9.

sen: „Was glaubst du, was für ein Gesicht dein Papa machen wird, was wird er wohl sagen?!“ Sie können die positive Vision durch Mimik und Gestik unterstützen. Siegerposen oder überhaupt körperliche Ausdrucksweisen verstärken noch die sinnliche Wahrnehmung. Das ist besonders bei Kindern und Jugendlichen hilfreich. Meine Erfahrung zeigt, dass gerade die Siegerpose, die die Ärztin machte, geeignet ist, das Kind zur Überwindung seiner Angst zu motivieren.

Auch bei Erwachsenen entfalten positive Visionen ihre hilfreiche Wirkung. Patienten, die beispielsweise Panik vor einer Operation oder einem Klinikaufenthalt haben, kann man mit folgender Vorstellung unterstützen: „Stellen Sie sich vor, wie Sie die Kliniktür schließen und die Klinik hinter sich lassen, wie Sie nach Hause gehen und welche Belohnung Sie sich dann gönnen werden.“

2.3.3 Yes-Set

Beim Yes-Set handelt es sich um ein „innerliches Kopfnicken“, also um die Zustimmung des Patienten zu einer Idee oder einer Sache. Diese macht eine Behandlung überhaupt erst möglich. Das Therapeutische Zaubern eröffnet einen Zugang zum Patienten auf anderer Ebene und hilft so, ein Yes-Set zu erzeugen. Ein Yes-Set besteht aus einer kleinen Serie einfacher Fragen, die die Patientin mit „Ja“ beantworten kann. Das wiederholte Bejahen versetzt die Patientin in eine positive Grundstimmung.

Folgendes Beispiel zeigt, wie das Yes-Set helfen kann, wenn ein Kind nicht zuhört oder sich nicht wohlfühlt:

Fallbeispiel: Yes-Set

„Hörst du mir zu? – Nein? – Willst du, dass ich weitererzähle? Nein? – Du willst, dass ich gleich fertig bin, stimmt’s? – Ja! – Bist du einverstanden, wenn wir gleich fertig sind? – Ja! – Du willst, dass ich nicht so viel rede und du dir gleich dein Geschenk aussuchen kannst? – Ja! – Magst du lieber ein Auto haben oder einen Indianer?"

Auch im Kontakt mit Erwachsenen kann das Yes-Set sehr wirkungsvoll sein: „Sie sind sicher ganz schön aufgeregt", oder „Es ist Ihnen sicher nicht leichtgefallen, hierher zu kommen", oder „Es geht Ihnen sicher so wie vielen anderen, die auch nicht gerne zum Arzt gehen".

Mit Aussagen, die den Patienten innerlich oder äußerlich den Kopf schütteln lassen, versetzt man ihn in ein No-Set und damit in eine Blockadehaltung. Beispiel: „Sie brauchen doch keine Angst zu haben."

Genau wie die Kinder können auch Eltern aus einem No-Set in ein Yes-Set kommen: Eltern sollten mit Aufgaben und Ideen nach Hause gehen, zu denen sie uneingeschränkt „Ja" sagen können. Um das zu erreichen, könnten Sie eine Mutter etwa folgendermaßen verabschieden: „Aus meiner Sicht, Frau Meier, geht es darum, dass Ihre Tochter mehr von sich aus und selbstständig ihre Zähne pflegt. Wäre es für Sie auch ein lohnendes Ziel, dass Ihr Kind regelmäßig und freiwillig seine Zähne pflegt?" Warten Sie auf ein Nicken oder eine andere Art der Zustimmung, bevor sie fortfahren: „Ich helfe Ihnen gerne dabei, Ihrem Kind Lust auf mehr Zahnpflege zu machen. Es wäre toll, wenn Sie beim nächsten Termin sagen könnten: ‚Wir haben das prima hingekriegt!'"

2.3.4 Mit Körperteilen sprechen

In beeindruckender Weise hilfreich ist das „Sprechen mit den Körperteilen". Dabei wird ein Kind beispielsweise nicht angewiesen, seinen Mund zu öffnen, sondern gebeten, seinem Mund zu sagen, dass er sich öffnen soll. Kinder werden quasi als „Chef" ihres Körpers angesprochen und erleben so eine

Aufwertung ihrer Autonomie und darüber hinaus oft auch mehr Konzentration auf einen Körperteil. Beim Besprechen von Diagnosen ist es ebenfalls empfehlenswert, in diesem Sinne zu formulieren. Wenn ein Kind mit Enuresis (Einnässen) vorgestellt wird, sagt man beispielsweise: „Deine Blase hat das noch nicht gelernt.“ Auf diese Weise kann das Kind seine Würde wahren.

Auch in Behandlungssituationen, in denen Patientinnen passiv bleiben, können Sie Ihre Aussagen präzisieren und die betreffenden Körperteile ansprechen. Die Aussagen „Du bekommst jetzt eine Spritze“ oder „Sie bekommen eine Betäubung“ beziehen sich auf den ganzen Menschen. Die Formulierungen „Wir lassen deinen Fuß jetzt einschlafen“ oder „Wir legen jetzt Ihre hinteren Backenzähne schlafen“ machen weniger Angst. Viele Hypnoseärztinnen setzen diese Technik ein.

Fallbeispiel: Gespräch mit dem Daumen
Eine Mutter kam mit ihrem sechsjährigen Mädchen zu mir in die Praxis. Das Mädchen hatte vom unablässigen Daumenlutschen einen ganz verformten Daumen. Die Eltern sorgten sich, weil das Kind demnächst in die Schule kommen sollte und bereits jetzt im Kindergarten wegen dieses „Babygetues“ gehänselt wurde.
Therapeutin: „Die Mama hat gesagt, dein Daumen geht so gern in deinen Mund.“
Kind: „Ja.“
Therapeutin: „Mach den Daumen mal in deinen Mund und frag ihn, was ihm da so gut gefällt.“
Kind: „Da ist es so sanft im Mund.“
Therapeutin: „Dein Daumen mag es, wenn es so sanft ist.“
Kind: „Ja!“ (*Das Kind kommt in ein Yes-Set.*)
Therapeutin: „Der Daumen kommt mit dir ja jetzt in die Schule, dort lernt er ja auch malen und schreiben und da

kann er ja nicht immer in deinem Mund sein. Frag doch mal deinen Daumen: Ob wir ihm auch etwas anderes Sanftes geben können?"
Kind: *(Nickt.)*
(Die Therapeutin lässt das Kind eine sanfte Stelle an seinem Kuscheltier suchen.)
Therapeutin: „Lass da mal deinen Daumen drüber streichen."
(Kind fühlt.)
Therapeutin: „Ich kann mir vorstellen, der Daumen ist so an den Mund gewöhnt, dass er trotzdem manchmal noch rein will. Was machen wir denn dann?" *(Rückfallprophylaxe)*
Kind: „Eine Sperre."
Die Therapeutin hält den Ellbogen des Kindes und führt ihn ganz sanft so, dass der Daumen des Kindes sich auf den Mund zubewegt, und spricht (für den Daumen): „Ich will da rein, ich will da rein!"
Kind macht mit seiner Hand eine Sperre. Das wird mehrmals lachend gespielt.
Therapeutin: „Jeden Abend beim Schlafengehen darf der Daumen noch ein bisschen in den Mund, so lange, bis er es gelernt hat und den Mund nicht mehr braucht." *(Arbeit in Schritten, um die Erfolgschancen zu erhöhen.)*

Als positiven Anker zaubert die Therapeutin nun einen Ring mit Stein hervor, den das Mädchen zu seiner großen Freude behalten darf. Sie streift ihn über und schaut ihn ganz begeistert an. Dieser Ring schmückt den Finger und zusätzlich führt er dazu, dass der Fokus verlagert wird (s. Kap. 4.2).

Zusätzlich zu dieser Intervention hat die Therapeutin mit der Mutter über die typischen Situationen gesprochen, in denen das Daumenlutschen auftritt, und was die Familie für das Kind tun könnte, um ihm Entlastung zu verschaffen. Beim nächsten Termin berichtete die Mutter, wie gut es funktioniert habe und dass das Kind inzwischen deutlich häufiger male und schreibe. Manchmal hatte das Mädchen abends die therapeutische Situation auch noch einmal nachgespielt, indem sie den Daumen in der Faust versteckte und die Faust anschließend zum Mund führte. Wenn die Mutter sie dann aufmerksam anschaute, zeigte sie ihr ganz stolz die Faust mit dem versteckten Daumen. Leider sei dann etwas Schreckliches passiert: Der Stein sei herausgeflogen.

> Therapeutin *(an die Mutter gewandt):* „Gut, dass Sie dies erzählen mich an etwas ganz Wichtiges erinnern." *(Sie wendet sich dem Mädchen zu.)* „Ich habe beim letzten Mal vergessen zu erzählen: Wenn du den Ring nicht mehr brauchst, löst er sich ganz von alleine auf. Das heißt dann, dass seine Stärke in dir ist."

Bei allem, was Sie Kindern mitgeben – Kraftstein, Ring oder welchen Anker auch immer –, finde ich es sehr wichtig, von der extrinsischen zur intrinsischen Motivation zu kommen, indem Sie dem Kind die Information mit auf den Weg geben: „Wenn du es nicht mehr brauchst, ist der Gegenstand irgendwann ganz verschwunden, dessen Kraft ist dann ganz in dir." Bei jüngeren Kindern in der magischen Phase erkläre ich häufig, dass der magische Ring oder Stein auch verschwinden und zurückkommen kann; er hat dann vielleicht gerade einem anderen Kind geholfen. Dadurch bekommt ein vorübergehender Verlust für das Kind einen nachvollziehbaren Sinn.

Um noch einmal auf das Fallbeispiel zurückzukommen: Als das Mädchen in die Schule kam, war das Daumenlutschen gänzlich in den Hintergrund getreten. Sie steckte nur noch in sehr stressigen Situationen mit hoher Anspannung den

Daumen in den Mund. Zur Belohnung gab es, wie zu Beginn versprochen, eine tolle Feier für das Kind, ohne den Gästen jedoch den Anlass zu verraten.

2.3.5 Probleme externalisieren

Fallbeispiel: Der dicke Blocker
Malte war ein Junge, der bei der Zahnärztin nicht behandelt werden konnte, weil er jedes Instrument im Mund sofort „herauswürgte". Dieses Verhalten hatte sich mit der Zeit so verfestigt, dass sich beide voreinander fürchteten: Malte vor der Zahnärztin und die Zahnärztin vor Malte.
Nachdem Malte gelernt hatte auszudrücken, was ihn derart blockierte, stellte sich heraus, dass es sich für ihn anfühlte, als säße da etwas in seinem Hals, etwas, was einfach macht, was es will. Demgegenüber fühlte sich Malte vollkommen machtlos. Zunächst regte die Zahnärztin Malte an, dieses „Etwas" genau zu beschreiben, und schließlich bekam das „Etwas" sogar einen Namen: „Der dicke Blocker" (damit war das Problem externalisiert). Die Zahnärztin ließ Malte, sogar den dicken Blocker malen. Schließlich bat die Zahnärztin Malte, dem dicken Blocker zu sagen, dass er sich mal ein wenig verziehen und ihn in Ruhe lassen solle. Dadurch gewann Malte wieder mehr Autonomie und erkannte, dass er den „dicken Blocker" auch zurückweisen konnte.
Im Laufe der weiteren Entwicklung fand folgendes Gespräch zwischen der Zahnärztin und dem neunjährigen Malte statt:
Zauberzahnärztin: „Das mit dem Würgen ist ja besser geworden. Stimmt das?"
Malte: „Ja, das ist viel besser geworden."
Zauberzahnärztin: „Hast du dem dicken Blocker denn auch schon gedankt?"

Malte: „Wieso?"

Zauberzahnärztin: „Na, weil er kleiner geworden ist. Es könnte sein, dass das wichtig ist. Ich finde es toll: Zum einen bist du der Boss geworden. Und zum anderen ist der dicke Blocker kleiner geworden. Eigentlich sollte man jetzt Danke sagen."

2.3.6 Negative Erfahrungen abstreifen

Die folgende Übung, Probleme aus dem Körper herauszustreichen, wegzuwerfen und Gutes zu behalten, verwende ich schon sehr lange in meiner Praxis. Vor allem Kinder zwischen und fünf und elf Jahren lieben diese Übung. Sie entwickeln dabei ganz kreative Ideen und Visionen, wie sie ihre Belastungen loswerden können. Ich möchte hier zwei Beispiele geben.

Fallbeispiel: Stress hinunterspülen

Das erste handelt von dem zehnjährigen Daniel, der in der Schule gemobbt wurde. In der Übung mit ihm hatte ich besonders betont, dass die Beschimpfungen und Drohgesten seines mobbenden Klassenkameraden nicht zu ihm, sondern zu dem mobbenden Klassenkameraden gehören. Nachdem Daniel seine Belastungen mit den Händen aus seinem Körper herausgestrichen hatte, entwickelte ich mit ihm die Idee, sie in die Toilette zu werfen, Tschüss zu sagen und abzuspülen. So konnte er während des Unterrichts darum bitten, auf die Toilette gehen zu dürfen, um sich dort unauffällig und im Geheimen von seinem Stress zu befreien. Eines Tages erzählte er mir ganz begeistert, dass er einen kleinen Teil der bösen Worte zurückbehalten habe. Auf dem Rückweg zu seinem Platz im Klassenraum sei er dann gezielt an seinem Quälgeist vorbeigegangen. „Und dann habe ich so gemacht", dabei machte er eine wegwerfende Geste, „und habe ihm den Rest einfach wieder zurückgeworfen."

Das zweite Beispiel stammt von einer Teilnehmerin der Zauberausbildung. Sie berichtete von einem achtjährigen Mädchen, das die Befürchtung hatte, bei ungünstigem Wind könne das zum Fenster Hinausgeworfene wieder zurück ins Zimmer geweht werden. Sie kam dann auf die Idee, ihre Belastungen in einen Müllbeutel zu stecken, ihn gut zuzubinden und in den Abfalleimer zu werfen.

Fallbeispiel: Belastungen in den Müll
Praktisch können Sie die Übung etwa folgendermaßen anleiten:
Ärztin: „Wissen Sie was: Wir streifen jetzt alles weg, was uns hinderlich ist. Probieren Sie es mal aus: Dieser ganze Stress, was da früher war, den nehmen wir jetzt und streichen ihn raus aus dem Körper und wir machen das Fenster auf und werfen den Ballast raus und auch alles, was letzte Woche war. Stress weg und raus." *(Dabei machen Sie die Bewegungen vor und regen die Patientin an, mitzumachen. Streichen Sie aus jedem einzelnen Körperteil die Anspannung heraus, dann machen sie das Fenster auf und werfen alles hinaus, raus damit.)*
Ärztin: „Wenn alles weg ist, denken Sie daran, was Sie behalten wollen."
(Legen Sie Ihre Hände übereinander aufs Herz, als wollten Sie etwas festhalten.)
Ärztin: „Und ich behalte … und ich behalte …"

Was wirkt wie?

Die Ärztin wendet sich ganz der Patientin zu. Sie nimmt alle ihre Befürchtungen ernst. Durch das Herausstreichen und Spüren des eigenen Körpers kommt es für die Patientin zu einer angenehmen kinästhetischen Erfahrung.

Stärkend wirkt es, nach dem Herausstreichen des Negativen auf positive Erinnerungen, Lieblingsdinge und Fähigkeiten zu fokussieren und diese festzuhalten.

Tipp:
Wenn Sie mit Kindern arbeiten, können Sie noch konkreter werden: Machen Sie wirklich das Fenster auf, um abgestreiften Kummer, Sorgen und Anspannung hinauszuwerfen.

Diese Übung können Sie auch benutzen, um auf neue Herausforderungen vorzubereiten.

2.3.7 Zauberworte

Verweigerungsverhalten
Kinder nehmen sich in ihrer Angst vor einer Behandlung gelegentlich vor, sich konsequent zu verweigern. Sie sind beispielsweise in der Zahnarztpraxis nicht dazu zu bewegen, den Mund aufzumachen. Oder ein Kind zappelt wild herum, um zu verhindern, dass es eine Spritze bekommt. Wenn es Ihnen trotzdem gelingt, dem Kind eine Spritze zu geben, verbucht das Kind diesen eigentlichen Erfolg eventuell dennoch als Niederlage. Beim nächsten Mal ist es mit großer Wahrscheinlichkeit noch schwieriger, das Kind zum Mundaufmachen zu bewegen. Sie brauchen wieder viel Zeit und Nerven, die nötige Behandlung durchzusetzen. Gelingt es Ihnen jedoch, das Kind als Ihren Verbündeten zu gewinnen, benötigt es zwar zunächst mehr Zeit. Es wird sich aber lohnen. Die Behandlung eines entspannten und kooperativen Kindes ist eine viel angenehmere Angelegenheit.

Um das zu erreichen, ist es wichtig, dass Sie dem Kind eine Möglichkeit anbieten, seine Verweigerungsecke zu verlassen, ohne sich als Verlierer zu fühlen. Das Kind sollte sich im Gegenteil als Gewinner fühlen können – als Sieger über seine

Angst. Es gilt deshalb, die Überwindung der Angst als attraktives Ziel zu vermitteln.

Fallbeispiel: Zauberkräfte wecken
Arzt: „Sag mal, haben wir beim letzten Mal eigentlich ein Zauberkind aus dir gemacht?"
Kind: „Nein."
Arzt: „Ach, dann kann es gut sein, dass du deshalb nicht mitmachst. Dann sollten wir erst die Zauberkraft in dir wecken, o. k.?"
Kind: „Ja."
Arzt: „Das machen wir jetzt. Zauberkräfte wecken ist eine tolle Sache. Wenn wir jetzt die Zauberkraft in dir wecken, kann es gut sein, dass du nachher sagst *(Der Arzt macht eine Siegerpose):* ‚Ja, ich mach's jetzt!' Und morgen kannst du es allen sagen: ‚Ich hab's gemacht, ich hab' mir ein Sternchen geben lassen.'" (Das Sternchen ist hier ein Ausdruck in Positivsprache für eine Zahnfüllung.)

Der Kinderarzt Wilfried Hüsing führt die Vorsorgeuntersuchungen mit Kindern auf eine sehr spielerische Weise durch, wobei er auch mit Zauberworten arbeitet. Den exemplarischen Verlauf seiner Untersuchung möchte ich Ihnen nachfolgend vorstellen.

Fallbeispiel: Vorsorgeuntersuchung
Die Vorsorgeuntersuchungen U7 und U7a, die mit zwei bzw. drei Jahren durchgeführt werden, können auf dem Schoß der Mutter stattfinden. In diesem Alter fühlt ein Kind sich hier viel sicherer, denn der Kinderarzt ist eine nicht so vertraute Person und scheint möglicherweise sogar gefährlich. In dieser geschützten Position kann das Kind zulassen, dass ich ihm nahekomme und es berühre.

Ich wende mich dem Kind zu und erkläre ihm zunächst: „Heute wollen wir mal schauen, wie groß du wohl an deinem Geburtstag wirst." Ich bleibe noch auf meinem Platz sitzen, bewege ein Spielzeug auf dem Tisch und suche den Blickkontakt. Wenn das Vertrauen so weit aufgebaut ist, dass ich das Kind anfassen kann, ohne Ängste auszulösen, beginne ich mit der Untersuchung, die ich Schritt für Schritt kommentiere:

„Hast du schon gefrühstückt heute Morgen? Was gegessen? ... Wo ist das Frühstück denn geblieben? ... Da oben *(Ich zeige auf den Mund.)* ist es doch verschwunden! Ich glaube, dann ist es runtergerutscht und im Bäuchlein verschwunden. *(Ich drücke ein wenig in die Bauchdecke.)* Ja, da scheint es zu sein, da ist etwas zu fühlen.

Was macht das Frühstück da? Ah, es wird hin und her bewegt und von den Gedärmen durchgeknetet. Rechts und links und oben und unten. *(Dabei taste ich die Bauchorgane ab.)* Und es macht dabei ganz viele Geräusche. Mal sehen, was da mit dem Hörrohr wohl zu hören ist. Blubb, blubb, blubb, gluck, gluck, gluck, pup, pup, pup macht es da im Bauch. Und die Kraft vom Frühstück fließt dann mit dem Blut zum Herzen. *(Stethoskop folgt und hört Herz ab.)* Und da wird es noch einmal ordentlich durchgewirbelt, so laut, dass ich es jetzt gut hören kann: Bubb-bubb, bubb-bubb, bubb-bubb macht das Herz, ganz deutlich ... Und von allen Seiten, oben und unten, von hinten und vorne, von links und von rechts strömt jetzt noch der Zauberstoff aus der Luft dazu, mit jedem Atemzug *(Lungenauskultation)*, wie ein ganz feiner Wind. Der Zauberstoff macht das Blut ganz frisch und hell.

Und dein Herz schickt dieses frische, helle Blut in deine Wangen, die Lippen, deine Öhrchen, die Finger, die Beine hinunter bis in die Füßchen. Und jetzt wollen wir mal nachschauen, ob die Frühstückskraft denn da auch schon angekommen ist und alles durchwärmt hat."

Erst dann beginne ich, das Kind auf dem Schoß der Mutter Schritt für Schritt zu entkleiden. Wenn es bis jetzt mitgegangen ist, kann ich es in aller Regel auch weiter untersuchen. Dann übernimmt die Mutter das Messen und Wiegen. Ich sehe dann, wie es läuft und auf Zehenspitzen stehen kann. Fertig. Gelingt fast immer.

Elternansprache

Bei Eltern können Sie immer davon ausgehen, dass sie das Beste für ihre Kinder wollen. Wenn ihre Bemühungen vergeblich scheinen und es Schwierigkeiten in der Erziehung gibt, brauchen Eltern Ihre Bestätigung und das Vertrauen: Die Ärztin weiß, dass ich das Beste für mein Kind will. Drücken Sie dies aus, bringen Sie die Eltern in ein Yes-Set, zu einer positiven, gemeinsam getroffenen Vereinbarung. Geben Sie den Eltern eine positive Vision: „Wäre es nicht toll, wenn Sie gleich sagen könnten: ‚Mein Kind hat es geschafft, mein Sohn hat einen Schritt nach vorne gemacht?'" Damit erreichen Sie, dass die Eltern sich auf etwas Erstrebenswertes ausrichten. Beobachten Sie einmal, welche positive Wirkung diese Sätze auf Eltern haben.

Anhand des Beispiels aus einer Zahnarztpraxis möchte ich hier einmal durchspielen, wie ein solches Gespräch aussehen kann. Zuerst wird ein Yes-Set aufgebaut, anschließend erfolgen die Auftragsklärung und das Leading und schließlich werden die Eltern in einen Zustand der Würde versetzt. Im nachfolgenden Beispiel geht es um eine Mutter, die ihrem Kind viele Süßigkeiten gab, obwohl sie wusste, wie schädlich dies für die Zähne des Kindes ist. Da sie den Widerstand des Kindes befürchtete, traute sie sich nicht, die Süßigkeiten wegzupacken.

Fallbeispiel: Wasser statt Saft

Zauberzahnärztin: „Frau Meyer, ich weiß, wie gerne Kinder Süßes mögen, und ich weiß auch, dass Ihr Junge diese Flasche mit dem süßen Saft so gerne hat."

Frau Meyer: „Ja, er ist ganz versessen darauf."

Zauberzahnärztin: „Es ist sicher schwer für Sie, ihm die Flasche wegzunehmen."

Frau Meyer: „Ja, sehr schwer, fast unmöglich."

Zauberzahnärztin: „Ich weiß nicht, ob Sie sich vorstellen können, wie dankbar Ihnen Ihr Kind später einmal sein wird, wenn Sie ihm öfter Wasser als Saft geben – auch wenn es jetzt mächtig jammert."

Frau Meyer: „Ja, aber so weit denkt er jetzt natürlich nicht."

Zauberzahnärztin: „Er ist ja auch noch ein Kind, aber wir sind Erwachsene, wir können das denken. Es wäre doch sehr schön, wenn er eines Tages froh über den guten Zustand seiner Zähne ist."

Frau Meyer: „Das stimmt."

Zauberzahnärztin: „Fänden Sie es auch toll, ein Kind zu haben, das bessere und gesündere Zähne hat? Ich helfe Ihnen gerne dabei, auch wenn Ihr Kind jetzt jammert. Wissen Sie, es ist ganz normal, dass Ihr Kind erst einmal jammert und schreit, das ist klar. Deshalb machen wir kleine Schritte. Wir können gerne zusammen einen Plan erstellen. Was meinen Sie?"

Frau Meyer: „Na ja, versuchen kann man es ja mal."

Zauberzahnärztin: „Dann würde ich Ihnen als ersten Schritt vorschlagen, dass Sie bis zum nächsten Mal was Neues ausprobieren könnten: Dreimal jeden Tag, wenn sie automatisch die Flasche geben wollen, versuchen Sie es mit Wasser. Was meinen Sie?"

Frau Meyer: **„**Zweimal wäre besser."

Zauberzahnärztin: „O. k., das ist doch schon mal ein guter Anfang." *(Die Bestätigung der eigenen Ideen der Eltern ist wichtig, lässt die Eltern autonom erscheinen und schafft eine gute Kooperationsbasis.)*

Auf der Basis dieser Kooperation können die nächsten Schritte für die Zahngesundheit des Kindes vereinbart werden. Auch Eltern werden gern für ihre manchmal schweren Schritte gelobt.

3 Bezaubernde Praxis

3.1 Zauberhafte Erstkontakte

Eine zauberhafte Behandlung fängt beim ersten Telefonkontakt an. Wenn sich das Kind beispielsweise weigert, zum Zahnarzt zu gehen, weil irgendjemand ihm irgendwann einmal gesagt hat, beim Zahnarzt sei es ganz schrecklich, ist das Wort Zahnarzt schon belastet – auch für viele Erwachsene. Das negativ besetzte Wort „Zahnarzt" reicht oft, um in eine Problemtrance zu kommen.

Um Kinder aus dieser Problemtrance zu holen, hilft eine positive Umdeutung der Zahnarztpraxis in eine Zauberpraxis. Die Praxismitarbeiterinnen können sagen: Wir sind eine Zauberpraxis, bei uns wird auch gezaubert. Oder sie empfehlen den Eltern, ihr Kind auf die Zauberpraxis neugierig zu machen.

3.2 Die Zauberpraxis

In einer Zauberpraxis wirkt alles anders. In der Einrichtung wird sehr viel Wert auf eine einladende Gestaltung und eine angenehme und zauberhafte Atmosphäre gelegt. Mit dem Zaubergeist im Haus geht vieles leichter. Ein Zauberstab sollte vorhanden sein. In solch einer Praxis versucht niemand, Kinder die sich hinter der Mutter verstecken, oder Jugendliche, die sich demonstrativ abwenden, zu überreden oder auszutricksen. Stattdessen werden sie bezaubert. Ein einfaches Zauberkunststück, ein paar Zauberworte können so überraschen, dass eingefahrene Verhaltensmuster durchbrochen werden können. Die Patientinnen spüren eine Verwandlung und entspannen sich.

3.3 Magisches Zusammenspiel

In einer echten Zauberpraxis haben alle Mitarbeiterinnen gewisse „magische" Fähigkeiten, die sie gezielt und spielerisch einbringen: Ärztinnen, Arzthelferinnen, Laboranten, Sekretäre usw. In der Regel holt eine Mitarbeiterin oder die Ärztin die kleinen und großen Patienten ins Behandlungszimmer. In vielen Fällen kann es beispielsweise sehr hilfreich sein, wenn die Mitarbeiterinnen das Kind schon in ein Zauberkind verwandeln, bevor der Arzt oder die Ärztin das Behandlungszimmer betritt. Besonders bei Kindern, die eine längere Anlaufzeit benötigen und sehr unsicher sind. Das kann folgendermaßen geschehen:

Dieses Behandlungszimmer wird nun zum Zauberbehandlungszimmer, indem die Helferin mit dem Kind zusammen den Zaubergeist herbeiruft. Dazu gibt es in der Zauberpraxis für jedes Zauberbehandlungszimmer einen kleinen, zauberhaft gestalteten Anhänger für die Türklinke, etwa einen kleinen Zauberstab oder ein Herzchen. Oder ein Schild mit: „Streng geheim, hier wird gezaubert!"

Dieses Zauberzeichen kommt außen an die Tür, wenn das Kind mit Vater und/oder Mutter sowie der Helferin das Zimmer betritt: „Jetzt darf niemand in dieses Zimmer hereinkommen." Erst wenn das Kind verzaubert ist, darf die Zahnzauberin ins Zimmer kommen. Hier eignet sich das Zauberkunststück „Der Ring der guten Wünsche" (s. Abschnitt 5.2) oder der „Kraftzauber" (s. Abschnitt 5.5). Als Zeichen für die Zahnärztin wird der Türanhänger nach innen geholt. Die zauberhafte Behandlung kann beginnen.

3.4 Die zauberhafte Behandlung

Wenn die Ärztin den Behandlungsraum betritt, hat sie sofort einen Anknüpfungspunkt, ein positives „Bonding“: „Wow, was habt ihr da gemacht! Hier ist ja eine richtig tolle Zauberatmosphäre. Und die Leonie ist schon ein richtiges Zauberkind geworden!“

Auf diese Weise kann die Arzthelferin das Kind gut übergeben und die Ärztin übernimmt einen positiv gestimmten Patienten. Zaubern ist nicht zeitaufwendig, es dauert einige Minuten – und schon haben Sie einen guten Kontakt und ein kooperationsbereites Kind.

Eine erwünschte Nebenwirkung in einer Zauberpraxis ist, dass auch die Mitarbeiterinnen viel Freude am Zaubern haben können. Das Zaubern bietet ihnen ihren ganz speziellen verantwortungsvollen Bereich, in dem sie ihre Kreativität und ihr Engagement entfalten können und der ihnen große Anerkennung durch Eltern zuteilwerden lässt.

Vielfrager- und Ablenker-Kinder

Manche Kinder stellen während einer Behandlung viele Fragen, sie haben vielleicht Angst und wollen ablenken und hinauszögern. Auf jede Frage einzugehen ist nicht hilfreich (s. auch Kapitel 1.4). Fragt ein Kind sehr viel, können Sie sagen: „Es ist toll, dass du so viel Fragen stellst! Komm lass uns mal was zaubern. Dann kannst du deinen Freunden hinterher erzählen: ‚Ich bin ein Zauberkind geworden.‘“ Oder Sie sagen: „Super, dass du so viele Fragen stellst. Du willst aber vieles wissen. Mal sehen, ob ich dich neugierig machen kann. Ich zaubere jetzt für dich.“

3.5 Kooperation mit Eltern

Manchen Eltern ist es sehr wichtig, den nächsten Arzt- oder Zahnarztbesuch vorzubereiten; sie wollen mithelfen, die Ängste ihres Kindes abzubauen. Diese Eltern können Sie in das zauberhafte Geschehen einbinden, indem Sie sie bitten, mit ihrem Kind zusammen sein Lieblingskuscheltier auszusuchen und in die Praxis mitzubringen. Statt des Kuscheltiers kann es auch eine Lieblingsspielfigur, ein anderes Lieblingsspielzeug oder die geliebte Schmusedecke sein.

3.5.1 Ängstliche Eltern

Wenn Sie Eltern für sich und die Behandlung gewinnen, werden Sie gut mit dem Kind arbeiten können.

Wenn zum Beispiel eine Mutter Angst hat, überträgt sich diese Angst auch auf das Kind. Wenn die ängstliche Mutter mit ihrem ängstlichen Kind in die Praxis kommt, hilft es, die Mutter zu fragen, ob sie schon einmal in einer Zauberpraxis war, das gab es ja früher nicht. Die Unterscheidung zwischen früheren Erlebnissen der Mutter und den heutigen Möglichkeiten in eine Zauberpraxis unterstützen die Mutter, aus ihrer Problemsicht zu kommen und ihre Entspannung wirkt sich positiv auf das Kind aus.

3.5.2 Elternmotivation

In meinen Seminaren höre ich Ärzte immer wieder klagen: „Da habe ich mit dem Kind alles in Ruhe abgesprochen, und dann kommt die Mutter und macht alles kaputt!"

Ein guter Kontakt mit den Eltern ist für eine erfolgreiche Behandlung oft wichtiger als Ihre eigene Beziehungsarbeit mit dem Kind. Geben Sie den Eltern die Verantwortung, die ihnen zusteht, und lassen Sie sich von ihnen helfen. Die Eltern machen es gerne. Jede Handlung und alle Energie, die Sie für einen positiven, vertrauensvollen Kontakt zu den Eltern einsetzen, lohnt sich.

Wenn Sie die Eltern gewonnen haben, können diese hinterher sagen: „Unser Kind hat es geschafft!"

Wenn Eltern sehr angespannt oder nervös sind, kann es hilfreich sein, sie aus dem Behandlungszimmer zu zaubern (s. Kap. 3.5.6). Dies ist aber nicht immer möglich, etwa wenn die Eltern für die sprachliche Verständigung zwischen Ärztin und Kind benötigt werden. Ängstliche Eltern, die versuchen, ihr Kind zu beruhigen, erreichen oft das genaue Gegenteil. „Oh, jetzt kommt die Spritze. Du musst keine Angst haben", sagen sie vielleicht in einem erschrockenen Ton zu ihrem Kind. Das angespannte Kind hört nur „Spritze" und „Angst", und schon ist es alarmiert.

In solchen Situationen hilft es, einen vorbereiteten Fragebogen zur Hand zu haben, mit dem man die Eltern ablenken kann. In der Zahnarztpraxis könnte man beispielsweise fragen: Wann hat Ihr Kind zum ersten Mal feste Nahrung zu sich genommen? Wann kam der erste Zahn? Wann hat es das erste Wort gesprochen? Beißt es gerne feste Nahrung? Wann hat es seinen ersten Milchzahn verloren? In der Kinderarztpraxis sollten allgemeine Fragen zur Entwicklung des Kindes gestellt werden. Wichtig ist es, nach Ressourcen des Kindes zu fragen. Was spielt das Kind gerne? Lieblingsessen, Hobbys et cetera. Diesen Fragebogen händigen Sie den Eltern aus. Bitten Sie die Eltern um ein sorgfältiges Ausfüllen, während Sie mit der Untersuchung des Kindes fortfahren. Damit sind die Eltern beschäftigt, doch noch anwesend. Das wirkt nicht nur auf das Kind und die Behandlungssituation beruhigend, sondern auch auf die Eltern selbst.

3.5.3 Wenn Eltern ihre Erziehungskompetenz abgeben (wollen)

Wenn Sie als Arzt oder ärztliche Mitarbeiterin zu viel Verantwortung für das Kind übernehmen oder sich mit dem Kind identifizieren, entlasten Sie in diesem Moment zwar einerseits die Eltern, andererseits kann es dazu führen, dass die Eltern „kleiner" werden und selbst in eine Art Kinderrolle rutschen. Eltern neigen dann dazu, den Arzt für Aufgaben außerhalb der Behandlung in Anspruch zu nehmen: „Oh, das machen Sie so toll! Sagen Sie ihm doch, dass er nach jedem Essen die Zähne putzen soll. Wenn wir ihm das sagen, macht er das nämlich nicht!"

Viele Ärzte berichten von Eltern, die fast enttäuscht oder gekränkt wirken, wenn ihr Kind bei der Behandlung problemlos mitmacht. Für manche Eltern ist es schwierig zu erleben, wenn ihr Kind mit einem Fremden so gut kooperiert und Anweisungen befolgt. Im Unterschied zur Situation zu Hause, in der ihr Kind vielleicht nicht einmal einfachste Anweisungen befolgt. Dann kann es vorkommen, dass Eltern Ärzte abwerten. Hier ist es gut, Eltern zu loben, dass sie so ein kooperatives Kind haben. Damit fühlen sich die Eltern gewürdigt.

Unterstützen können Sie Eltern von Beginn an. Zum Beispiel so: „Es wäre doch toll, wenn Sie nachher sagen können: ‚Unser Kind hat es geschafft.'"

Gerade bei Müttern, die ein symbiotisches Verhalten zeigen, ist es notwendig, sie während der gesamten Behandlung einzubeziehen. Sonst wird diese Mutter sich laufend in die Behandlung einmischen. Wenn Sie die Zusammenarbeit mit der Mutter durch ein Augenzwinkern, einen nach oben gereckten Daumen oder durch ein „Ihre Tochter macht das toll!" ausdrücken, würdigen Sie die Bedeutung der Mutter, sie fühlt sich nicht allein, und Sie wirken nicht als Konkurrenz, sondern unterstützend.

3.5.4 Zauberеltern – Zauberkinder

Zauberschule für die Eltern

Manche Kinder sind so empfindlich und/oder verschlossen, dass sie nichts bei sich zulassen, das auch nur entfernt an eine medizinische Untersuchung erinnert. In diesem Kapitel zeige ich beispielhaft, was Eltern zu Hause vorbereiten können, damit ihr Kind eine Untersuchung mitmacht. Die Eltern erfahren durch die „Zauberschule" ihre Kompetenz als Mitwirkende für den Arzt.

Angeregt durch ihre Ausbildung im Therapeutischen Zaubern hat die Schweizer Psychotherapeutin Jennifer Steinbach die Behandlung ihres epileptischen Kindes zauberhaft vorbereitet. Das Kind war bei einer Blutentnahme im zweiten Lebensjahr stark traumatisiert worden und hatte seitdem Angst vor allen Personen „in Weiß". Nachfolgend finden Sie Auszüge aus ihrem ausführlichen Bericht.

> **Fallbeispiel:** Teddy bekommt eine Infusion
> Ich habe ihr vor den Eingriffen jeweils genau erklärt, was geschehen wird und habe dies möglichst spielerisch versucht. Auch vor/während dem Eingriff selbst habe ich meiner Tochter jeweils erklärt, was als Nächstes passieren wird. Infusionen hatte ich folgendermaßen erklärt: Ich hatte einen durchsichtigen längeren Schlauch genommen, ein Ende an der Flasche Dafalgan-Sirup festgemacht, das andere an Teddys Arm und dabei Finja erklärt, dass der Teddybär nun den Sirup bekommt, der Finja immer so gut hilft, wenn sie Schmerzen hat. Denn meine Tochter bekommt ihre Schmerzmittel als Sirup. […] Finja weiß, dass ihr dieser Sirup bei Schmerzen hilft […]. So konnte ich ihr klar machen, dass die Infusion hilft. Sie schien es gut zu finden, wenn ich den Sirup mittels Schlauch in

Teddys Arm geleitet hatte, und wollte dem Teddy noch mehr davon geben (als ich jeweils aufhören wollte). [...]
Großer Erfolgsfaktor bei mir: Ältere Schwester! [...] Lena (meine Ältere) weiß jeweils häufiger als wir Eltern, was Finja gerade sagen möchte und „übersetzt" dann für Finja. Ich hatte daher gemeinsam mit Lena Finja erklärt, wie die medizinischen Eingriffe ablaufen werden. Dies fand ich auch für Lena gut, weil Geschwisterkinder von „kranken Kindern" ja häufig etwas untergehen. Lena hatte so jedoch stets eine verantwortungsvolle Position und war Mitwirkende (statt vergessen zu werden). Dies hatte auch insgesamt die emotionale Verbindung zwischen beiden Mädchen vertieft. Ich demonstrierte vieles zuerst an Lena vor und dadurch ließ sich Finja motivieren, auch mitzumachen. Die positive und interessierte Einstellung von Lena hatte Finja zudem geholfen. [...]
Bei schmerzhaften Prozeduren (wie Blutabnahmen): Klar angekündigt, wann es kommt und klar einen Endpunkt gesetzt. Das Ende habe ich immer gleich benannt „So, jetzt ist es fertig" und ihr danach einen Kuss auf die Stirn gegeben. Kürzlich – Finja beginnt nun zu sprechen – hatte sie dies mit ihrer älteren Schwester gespielt. Sie hatte ihre Schwester gepikst und danach ganz stolz verkündet „färtig" und hatte daraufhin der Schwester einen Kuss gegeben. [...] Bei der Blutabnahme habe ich außerdem das Bild des „Schmetterlings, der trinkt" eingeführt. Ich hatte hierfür selbst aus farbigem Papier Schmetterlinge gebastelt. [...]
Einige Tage vor dem Eingriff erzählte ich Finja jeweils, dass ihr Körper ganz gesund sei, dass sie gut geschützt sei, dass der „magic glove" während der Untersuchung besonders gut wirkt, dass es alles liebe Ärzte sein werden, die genau wissen, was zu tun ist etc. ... Ich versuchte, sie so optimal und positiv auf den Eingriff vorzubereiten.

Zaubereltern in der Zahnbehandlung

Das Atmen durch die Nase (geschlossener Mund während des Abdrucks macht das Atmen oft schwer) sollte vorher geübt werden, z. B. indem man ein paar Tropfen eines angenehmen Duftes (Orangen-, Lavendelöl etc.) auf den Handrücken gibt und den Duft durch die Nase bei geschlossenem Mund einsaugt oder indem man Wattebällchen vom Handrücken mit Luftstößen aus der Nase so weit wie möglich wegpustet. Diese Technik eignet sich auch gut zur Ablenkung während der Behandlung.

Einen bevorstehenden Abdruck kann man vorher zu Hause mit einem festen Kuchenteig (z. B. Mürbeteig) spielerisch ausprobieren.[17] Um den problematischen Begriff „Abdruck“ zu vermeiden (er enthält ja das Wort „Druck“), ist es gut, den Vorgang umzubenennen in: „Wir machen eine Form von deinen Zähnen.“ Oder: „Wir machen ein Zahngesicht von deinen Zähnen.“ Hilfreich kann es auch sein, mithilfe eines Zahnspiegels die Zähne gemeinsam zählen.

Zaubereltern in der Kinderarztpraxis

Im Vorhinein können Sie sich Hilfestellung durch sogenannte Sorgenfresserchen holen. Ein Sorgenfresserchen ist eine Plüschfigur mit einem Reißverschluss als Mund. Zu Hause (oder auch im Wartezimmer) werden vor der Behandlung Ängste und Sorgen des Kindes auf einen Zettel geschrieben oder gemalt; damit wird das Sorgenfresserchen gefüttert. Wenn es dann mit in die Praxis gehen darf, kann das Kuscheltier den kleinen Patienten trösten, und weil es dem Kind ja die Sorgen genommen hat, kann das Kind zumindest einen Teil seiner Ängste loslassen. Nach der Behandlung kann man den Sorgenzettel herausnehmen und – je nachdem, wie groß

17 Diese Idee verdanke ich der Zahnarztpraxis Kamilla in Mainz.

die Hilfe war – ein Stück abreißen, bevor man ihn dem Sorgenfresserchen zurückgibt. So kann die Angst immer kleiner gefressen werden. Und vielleicht hilft das Sorgenfresserchen ja schon beim ersten Mal so gut, dass der ganze Sorgenzettel verschwinden kann. Sorgenfresserchen gibt es mittlerweile in verschiedenen Ausführungen zu kaufen, aber man kann sie natürlich genauso gut selbst machen oder etwas Ähnliches nehmen wie Wärmflaschenhüllen in Tierform, Kinderwaschlappen – der Fantasie sind keine Grenzen gesetzt.

Hilfreich ist es auch, ausgiebig die Instrumente des Spielearztkoffers zu benutzen: Das Kind untersucht Puppen, Kuscheltiere, Geschwister, Haustiere, Eltern … – und wird auch selbst untersucht.

Besonders wirksam ist das Zauberkunststück „Blütenzauber" (s. Abschnitt 5.11).

3.5.5 Ressourcenorientierung

Eltern können ihren Kindern während einer Behandlung dabei helfen, in ein Yes-Set zu kommen, denn sie wissen am besten, was das Kind schon kann und gerne mag. Nutzen Sie diese Kompetenz der Eltern als Ressource in der Behandlung! Bitten Sie die Begleitperson des Kindes, an einen stets erfreulichen Ablauf im Alltag oder ein positives gemeinsames Erlebnis (Spielplatzbesuch, Besuch im Tiergarten etc.) zu denken und dem Kind dazu Fragen zu stellen. Entscheidend ist, dass das Kind zu den Fragen immer wieder nicken kann: „Und stimmt es, dass du immer als Erstes zu der großen Rutsche gehst – und dass du da schon ganz alleine hochklettern kannst? Und darf ich dann immer unten warten und dich auffangen?" Damit schaffen Sie eine positive Ausgangslage und fördern beim Kind die Neigung, zuzustimmen und sich einzulassen. Sie stärken mit diesen positiven Erinnerungen nicht nur das Selbstwertgefühl des Kindes, sondern auch das des

Vaters bzw. der Begleitperson und die Bindung zwischen den beiden.

Nun sind nicht unbedingt beide Elternteile in allen Situationen gleichermaßen hilfreich. Vielleicht ist in einem Falle die Unterstützung der Mutter besser geeignet, wenn das Kind sehr aufgeregt ist, weil diese Mutter immer die Ruhe bewahrt und dem Kind das erforderliche Gefühl von Sicherheit vermittelt. Der Vater dagegen kann das Kind hervorragend ablenken, sodass die Spritze zur Nebensache wird. Manche Kinder sind auch eher für die Unterstützung anderer Bezugspersonen empfänglich, etwa Großeltern oder andere Verwandte. Sie werden das sehr schnell herausfinden. Ich möchte Sie ermuntern, die unterschiedlichen Kompetenzen der Bezugspersonen gezielt zu nutzen.

Viele Eltern sind sicher gerne bereit, sich auf Ihre Vorschläge einzulassen, aber es gibt auch Eltern(-teile), die sich sehr schwer damit tun, die Begleitung ihres Kindes anderen zu überlassen. Hier ist ein gewisses diplomatisches Geschick gefragt.

Fallbeispiel: Mutter darf sich zurücklehnen

Angenommen, Sie haben festgestellt, dass eine Behandlung wesentlich entspannter und zügiger abläuft, wenn der Vater mitkommt. Der Mutter fällt es aber sehr schwer, die Verantwortung an ihren Mann abzugeben, sie möchte immer dabei sein. Nach meinen Erfahrungen hat man gute Chancen, wenn man sich das Yes-Set zunutze macht und es ungefähr so angeht: „Frau Meier, ich weiß, welch guten Kontakt Sie zu Ihrem Kind haben und wie wichtig es Ihnen ist, dass alles gut läuft und Ihr Kind eine gute Behandlung erfährt. Bei den letzten Gelegenheiten haben wir festgestellt, dass Ihr Sohn und Ihr Mann das zusammen prima schaffen. Wenn es um die Behandlung geht, sind die beiden nicht zu schlagen. Wir alle sind ja so froh darüber. Das ist doch toll, oder?“ Geben Sie der Mutter die Möglichkeit zuzustimmen und nehmen Sie den Faden dann wieder auf: „Unsere Idee wäre es nun, das Erfolgsmodell ‚Vater und Sohn beim Arzt‘ so fortzusetzen. Wir fänden es toll, wenn Sie Ihrem Mann und Ihrem Sohn den Auftrag dazu geben. Sie können sich entspannen und sagen: ‚Mein Junge macht das Klasse, Arztbesuche laufen jetzt richtig gut.‘“

3.5.6 Die Eltern aus dem Behandlungszimmer zaubern

In manchen Behandlungssituationen ist es für die Ärztin eine große Hilfe, wenn sie ohne die Eltern arbeiten kann. Zum Beispiel, wenn Eltern selbst sehr große Angst vor einer Behandlung haben oder wenn ein Machtkampf zwischen Kind und Eltern im Behandlungszimmer stattfindet. In der Regel gehen in solchen Situationen die Eltern auch gerne hinaus, aber sobald das Kind „Nein“ sagt oder deutlich macht, dass die Eltern im Raum bleiben sollen, sind alle – Eltern, Ärztin und Mitarbeiterinnen – verunsichert. Wie können Sie eine solche Situation zauberhaft lösen? Die folgende fiktive, jedoch wirklichkeitsnahe Szene zeigt einen bewährten Umgang damit:

Fallbeispiel: Die Eltern hinauszaubern

Zauberärztin: *(zu den Eltern)* „Frau Müller, Herr Müller, Sie wissen ja, dass wir eine Zauberpraxis geworden sind. Würden Sie ein Spiel mit uns spielen? Während Sie sich's draußen im Wartezimmer gut gehen lassen, machen wir aus Ihrem Kind das stärkste Kind der Welt (s. Abschnitt 5.5). Hinterher kann Ihr Kind Ihnen dann zeigen, wie viel Kraft ihr Kind bekommen hat.“ *(Die Eltern schauen fragend.)*

Zauberärztin: *(nickt)* „Das Spiel spielen Sie doch mit? Lassen Sie es sich gut gehen – Sie werden hinterher sehr überrascht sein.“

Kind: „Mama, da bleiben!"

Zauberärztin: *(zum Kind)* „Okay, aber wenn die Mama und der Papa hierbleiben, kannst du ‚Das stärkste Kind der Welt' nicht im Kindergarten zeigen. Das dürfen wir nur als Überraschung für andere machen – wie die Überraschungen für die Mama zum Muttertag und für den Papa zum Vatertag. Wenn wir es nicht als Überraschung machen können, machen wir irgendetwas anderes. ‚Das stärkste Kind der Welt' kannst du lernen, wenn Mama und Papa draußen warten. Dann kannst du es morgen auch deinen Freunden zeigen." *(Kind schaut fragend.)*

Zauberärztin: *(weiter an das Kind gewandt)* „Gestern war ein Mädchen hier, das war ein bisschen jünger als du, da war es auch so. Erst sagte sie: ‚Nee, nee, nee.' Und dann hat sie die Mama doch gehen lassen, und wir haben ‚Das stärkste Kind der Welt' gemacht. Das konnte sie der Mama hinterher zeigen. Wie stark sie da geworden ist – das war vielleicht toll! Es ist deine Entscheidung, du kannst es dir noch einmal überlegen, wenn du möchtest."

In den meisten Fällen führt dieses Vorgehen zum Erfolg. Wie kommt das, was ist geschehen?

- Das „Spiel" ist eine Überraschung für Kind und Eltern und lenkt von der angstauslösenden Situation und von der Trennung ab (Reframing).
- Die Ärztin gibt den Eltern die Gelegenheit, aktiv mitzuwirken, indem sie ihr Einverständnis einholt und ihnen eine Aufgabe zuweist, die zum Gelingen beiträgt. Dadurch erfahren die Eltern Wertschätzung, die sie sicherer macht.
- Die Aussicht, Stärke zu gewinnen, regt eine positive Entwicklung an und fördert die Bereitschaft mitzumachen.

- Das Kind kommt aus einer Situation der Ohnmacht in eine Machtsituation („Das stärkste Kind der Welt").
- Das Kind bekommt eine positive Vision („Du kannst es deinen Freunden zeigen").
- Die Ärztin gibt dem Kind ein positives Beispiel, das die Angst weiter reduziert und die gute Wirkung quasi beweist: Selbst ein jüngeres Kind hat es geschafft und war erfolgreich.

Es ist wichtig, die Eltern im Vorfeld darüber zu informieren, wie die Ärztin das Kind medizinisch behandeln wird. Nur dann können sie mitmachen und entspannt den Raum verlassen. Und: Haltung, Gestik und Mimik der Ärztin sind stets zugewandt und freundlich. Sie spricht ein wenig geheimnisvoll, vielleicht lockend, niemals jedoch setzt sie einen der Beteiligten unter Druck.

Es muss den Eltern möglich gemacht werden, den Raum mit Würde zu verlassen; Sie müssen die Eltern bitten, das „Spiel" mitzuspielen.

Wenn Eltern den Raum nicht verlassen möchten oder die Kinder das nicht zulassen können, ist es wichtig, dass Sie das Kunststück mit dem „stärksten Kind der Welt" nicht durchführen. Das Kind erlebt sonst: Hier ist es wie zu Hause, die sagen, „Das stärkste Kind" kann nur gemacht werden, wenn Mama und Papa draußen sind und dann geht es doch. Zu Hause sagt die Mama fernsehen darf ich nur, wenn ich vorher meine Aufgabe gemacht habe, ich mache meine Aufgabe nicht, weigere mich und mache Theater, dann darf ich den Film doch anschauen. Zum Kind können Sie sagen: „Ja schade, dann machen wir was anderes, ist auch schön, aber ‚Das stärkste Kind der Welt' geht nur als Überraschung." Für die Eltern können Sie zur Ablenkung den bereits beschriebenen Fragebogen aus der Schublade holen und ihn ausfüllen lassen (s. Abschnitt 3.5.2). In Abhängigkeit von Ihrer Klientel lohnt es sich eventuell, den Fragebogen sogar in verschiedenen Sprachen zur Verfügung zu haben.

4 Zauberrituale

4.1 Einführung

Rituale sind Handlungsabläufe, die in einer bestimmten Situation immer wiederkehren:

- Gesellschaftliche Rituale (sich zur Begrüßung die Hand geben, Feste im Jahreslauf, Hochzeitszeremonien und ähnliches),
- Gruppenrituale (sich bei Tisch auf besondere Weise guten Appetit wünschen, Gemeinschaftstänze, spezielle Vereinsrituale etc.),
- persönliche Rituale (vor dem Einschlafen lesen, zum Abschluss der Mittagspause einen Espresso trinken, Talismane benutzen etc.).

Rituale haben für uns Menschen seit jeher eine große Bedeutung. Sie geben uns Orientierung im komplexen Alltag, sie vermitteln uns Sicherheit und Ruhe.

Die Wirkungen von Ritualen können sich auch in immer wieder schwierigen Situationen in der Arztpraxis oder im Krankenhaus entfalten, etwa wenn ein Kind sich immer versteckt, sobald es ahnt, dass die Behandlung beginnen soll. Bei ärztlichen Behandlungen gibt es oft schwierige, immer wiederkehrende Handlungsabläufe, die mit Schmerzen oder Angst verbunden sind – mit einfachen kleinen und positiven Ritualen können Sie einen Ausgleich schaffen.

Zum Beispiel kann auf der Speisekarte im Krankenhaus jeden Tag ein schöner, belebender Spruch, ein Witz oder ein hübsches Bild stehen; mit Bildern von putzigen Tierbabys etwa kann man kleine Kinder schnell begeistern. Abends könnte eine kurze positive Geschichte oder eine Traumreise vorgelesen werden. In sehr schwierigen Situationen, wie in der Onkologie, werden solch hilfreiche Ideen bereits umgesetzt. Warum also sollte man diese Anregungen nicht auch in anderen Arbeitsbereichen, im „ganz normalen" Arztalltag nutzen? In meiner eigenen Praxis mache ich beispielsweise gute Erfahrungen mit dem folgenden, ganz einfachen Angebot.

Fallbeispiel: Positivrituale
Auf dem Tisch im Wartezimmer steht ein großes Schraubdeckelglas voller Papierlose, außen um das Glas habe ich eine Banderole geklebt: „Ziehen Sie Ihren Spruch des Tages." Jedes Los enthält einen positiven Spruch wie „Ich glaube, man kann sich in jedem Alter ändern, aber es ist viel besser, es jetzt zu tun" (Rita Mae Brown) oder „Um einen Schmetterling lieben zu können, müssen wir auch ein paar Raupen mögen" (Antoine St. Exupéry). Ich bin selbst immer wieder überrascht, wie gut und gerne dieses Angebot angenommen wird – sogar von „coolen" Teenagern. Kürzlich fragte mich eine 17-Jährige, ob sie für ihre beiden besten Freundinnen auch je ein Los ziehen dürfe.[18]

Kleine Zauberkunststücke eignen sich bestens als Positivrituale. Zauberkunststücke sind wie Rituale in ihrem Ablauf immer gleich. Sie faszinieren, lenken ab und schaffen eine gute Atmosphäre. Zauberhafte Rituale sind auch ein sehr

---

18 Es gibt diverse Anbieter solcher Zitate; hier einige Beispiele:
- *Kofferdose Ticket ins Glück: 365 Tickets mit Sprüchen und Aphorismen.* Esslinger Verlag Schreiber.
- *Bonbonglas Glücksmomente. 200 Kärtchen mit inspirierenden Gedanken.* Pattloch Verlag.
- *Sprüchedose: Nimm eins! Gute Laune für jeden Tag: 100 Spruchkärtchen.* Coppenrath Verlag.

gutes Hilfsmittel bei der Kontaktaufnahme. Die hierzu vorgestellten Zauberkunststücke wie etwa „Der Zaubergeist bringt ein Geschenkt“ (s. Abschnitt 5.14) gehen schnell und sind leicht zu erlernen. So können Sie im Handumdrehen ein kleines Wunder kreieren und die Patienten aus angespannten Situationen regelrecht erlösen.

4.2 Blutzunahme statt Blutabnahme

Eine Blutabnahme ist für die meisten Kinder eine schwierige, angstbesetzte Prozedur. Eine viel genutzte Strategie besteht darin, das Kind so abzulenken, dass es den Einstich und damit die Blutabnahme kaum wahrnimmt. Ärzte und Eltern bilden hier zuweilen sehr einfallsreiche Teams.

Die Kinderärztin Dr. Daniela Schubert erzählte mir dazu von ihren Erfolgen mit dem Glitzerzauberstab und dem Schwebevogel, die sie in meiner Zauberfortbildung kennen gelernt hatte:

> **Fallbeispiel:** Blutentnahme
> „Beim Schwebevogel hatte ich mit den Kindern zuvor vereinbart, dass das Zauberpflaster (Lokalanästhesie) dazu beiträgt, dass das Kind zaubern kann. Ich habe den Kindern dann den Vogel auf einen Finger der anderen Hand gesetzt und gesagt, dass sie sich nun gut konzentrieren müssen, damit der Vogel nicht abstürzt, während ich auf der anderen Seite ebenso konzentriert nach dem Blut schauen werde. Dies hat meistens geklappt, da die Kinder vom schwebenden Vogel sehr fasziniert waren.
> Beim Zauberstab bin ich ähnlich vorgegangen. Ich gab ihn in die freie Hand und habe die Kinder gebeten, den blauen Elefanten zu suchen, welcher sich manchmal ganz

gut verstecke. Oft haben die Eltern mitgemacht. In einigen Fällen ist der blaue Elefant durch ein Elternteil sogar gefunden worden, was zu unserer Erheiterung beitrug. Natürlich gibt es keinen blauen Elefanten in dem Zauberstab, aber die Suche lenkt von der Angst einflößenden Behandlung ab.

Als ich mich damit beschäftigt habe, wie man das Blutabnehmen noch kindgerechter und weniger ängstigend gestalten kann, habe ich mir zuerst einmal vorgestellt, wie der Vorgang der Blutabnahme auf ein Kind wirkt. Dabei wurde mir bewusst, dass beim Blutabnehmen ja etwas aus dem Körper herausgeholt und weggenommen wird. Kinder haben sogar manchmal das Gefühl, ihnen wird bei der Blutabnahme etwas gestohlen. Sie fragen sich auch: ‚Was machen fremde Menschen eigentlich mit dem Blut aus meinem Körper?' Solche Gedanken machen Angst, weswegen es beispielsweise auch nicht ungewöhnlich ist, dass Kinder sich gegen das Haareschneiden beim Friseur wehren. Vor allem kleine Kinder können die Situation und den Sinn der Blutabnahme nicht richtig einordnen und empfinden diesen Vorgang deshalb als bedrohlich."

Das folgende Gedicht trifft sehr schön das kindliche Erleben:

Gedicht vom Ich
von Fredrik Vahle[19]

[…]
Steckt mein Ich auch in meinem kleinen Zeh
und in den Füßen
auf denen ich geh?
Ist mein Ich auch
in meinem eigenen Haar?
Ich fasse es an,
na klar isses da.
Und schneidet mir der Frisör klipp klapp
einfach von meinem Ich etwas ab?
Und dann der Zahnarzt oje, oje –
mein Ich, das schrumpft, wenn ich zu ihm geh.
So ein kleiner Schmerz, ja, das geht ja noch,
doch findet er in meinem Zahn dann ein Loch
und er zieht einen Zahn (der kommt niemals zurück) –
fehlt dann vom Ich nicht ein kleines Stück?
[…]

Zu dieser Angst, Teile des eigenen Körpers zu verlieren, gesellt sich eine weitere unangenehme Erfahrung: Das Kind muss auch noch die sehr empfindliche Stelle in der Ellenbeuge weit öffnen und für die Verletzung durch eine spitze, scharfe Nadel darbieten.

Aus Blutabnahme wird Blutzunahme

Um all dies zu lindern, schlage ich Ihnen ein Zauberritual vor. Die Kinder bekommen – ganz folgerichtig sozusagen als Ausgleich – in einem Zauberritual etwas feinen roten Kirsch-,

19 Vahle (1995).

Trauben- oder Johannisbeersaft zu trinken. So wird aus einer Blutabnahme eine Blutzunahme. In diesem Ritual wird der Saft in einen stärkenden Zaubersaft verwandelt, wobei die Verwandlung durch einen Zauberspruch, magische Bewegungen mit dem Zauberstab oder beides zusammen herbeigeführt wird – Hauptsache, das Kind spürt das Zauberhafte so intensiv, dass es mitgehen kann. Geeignet ist dieses Ritual für Kindergartenkinder und Kinder im frühen Schulalter. Wichtig ist, dass die Kinder den Vorgang des Auffüllens schon verstehen können, ihn aber noch nicht albern finden.

Der Kinderarzt Dr. Dominik Lenz hat mir von seinen praktischen Erfahrungen mit der Blutzunahme berichtet:

> **Fallbeispiel:** Zaubersaft
> „Ein Junge in der Klinik hatte große Angst vor der Blutabnahme. Ich gab ihm roten Saft zu trinken und erklärte ihm, dass er damit das abgenommene Blut wieder auffüllen könne. Das gab dem Kind die Kontrolle über den beängstigenden Vorgang der Blutabnahme zurück, es konnte selbst aktiv werden. So konnte der Junge mein Angebot gut annehmen. Jedes Mal, wenn ich nun an der offenen Zimmertür vorbeiging, rief es mir zu: ‚Ich habe schon wieder was getrunken!' Die Blutabnahme war kein Problem mehr, und da das Kind ohnehin viel trinken sollte, wurde damit ganz nebenbei die Genesung unterstützt."

In diesem Fall zündete die Vorstellung von einer Blutzunahme sehr leicht und unmittelbar, andere Kinder brauchen etwas länger, bevor sie einwilligen können, wie der Bericht der Krankenschwester Ursula Epple zeigt:

Weiteres Fallbeispiel: Zaubersaft

„Ich holte das betreffende Mädchen von der Station ins Arztzimmer. Sie sah natürlich sofort, was auf sie zukommen würde. Ich sagte ihr, dass bei mir alles anders ist als bei den bisherigen Blutabnahmen. Ich zeigte ihr das ‚große Glas' mit dem Kirschsaft und das im Verhältnis dazu ‚kleine Röhrchen', das ich mit ihrem Blut füllen wollte. Dann erklärte ich ihr, dass sie von mir viel mehr bekommt, als sie abgibt. So werde ihr Blut auf keinen Fall weniger, sondern ganz im Gegenteil bekäme sie von mir noch etwas dazu. Man konnte ihr deutlich anmerken, wie es in ihrem Kopf arbeitete. Obwohl sie sich ganz offensichtlich vor der Nadel fürchtete, willigte sie schließlich ein. Sie durfte natürlich erst die Hälfte des Saftes trinken, bevor ich mit der Blutabnahme begann.

Bei dem zweiten Mädchen war es schwieriger. Sie konnte nicht einwilligen. Erst als ich mit fünf Gegenständen (in diesem Fall fünf kleine Schleich-Tiere) mit ihr zauberte und dabei auf wundersame Weise ihr Lieblingstier übrigblieb, konnte auch sie sich ‚todesmutig' in Kombination mit dem Kirschsaft darauf einlassen."

Dieses Beispiel macht deutlich, dass beim zweiten Mädchen erst die Kombination von Zauberkunststück und Zaubersaft zum Erfolg führen. Das ist nicht selten der Fall.

Praktische Tipps für die Blutzunahme und andere Stärkungsrituale

Kleine Patienten und Patientinnen können die Blutzunahme am besten verstehen und sich darauf einlassen, wenn sie an den Vorbereitungen teilhaben können. Eine wichtige Voraussetzung für eine gute Blutzunahme ist die Wahl des richtigen Saftes: Manche Kinder brauchen Drachenglutsaft, andere brauchen einen Saft, der mit dem Goldstaub einer Prinzessinnenkrone angereichert wurde. Welche magischen Gewürze und wie viele Prisen in den Saft gestreut werden, das gilt es, vor der Behandlung zusammen mit dem Kind und eventuell seinen Eltern herauszufinden.

Zutatenliste für das magische Zaubertrankregal

- Ritterkraft-Saft
- Glücksdrachen-Saft
- Heldenmut-Saft
- Miraculix-Zaubertrank
- prickelnder Abenteurerquell (mit Kohlensäure)
- Sternenstaub-Saft
- Feenstaub-Saft
- Prinzessinnenkronen-Goldstaub-Saft
- Pippi-Langstrumpf-Zaubersaft
- Weise-Eulen-Trunk
- Bibi-Blocksberg-Wundertrank
- Wilde-Hexen-Saft

Ich empfehle Ihnen, davon immer genug vorrätig zu haben – und bestimmt haben Sie auch noch eigene eindrucksvolle Kreationen, ein besonderes Fluidum, einen spritzigen Drink ... Besonders wirkungsvoll ist es, wenn die Wahl des Saftes vor den Ohren des Kindes mit einer Kollegin oder Assistentin verschwörerisch besprochen wird, um dem Kind andere Assoziationen präsent zu machen.

> **Fallbeispiel:** Zaubertrankmix für spezielle Fälle
> „Also ich denke, der Drachenglutsaft passt ganz ausgezeichnet zu Carl. Er gibt viel Kraft und feuert ihn an."

„Ja, das stimmt. Er könnte aber auch gut einen Schluck vom Miraculix-Zaubertrank gebrauchen, der gibt Kraft und macht ganz entspannt dabei."

„Sie haben Recht, das wäre auch gut. Sagen Sie, kann man die beiden Säfte auch mischen? Das wäre in diesem speziellen Fall doch ideal!"

„Das ist eine gute Idee! Mit manchen Säften kann man das machen, Drachenglutsaft und Miraculix-Zaubertrank eignen sich ganz besonders gut zum Mischen."

Eine sehr schöne und hilfreiche Idee ist es auch, eine Blutzunahmetafel für die Zauberblutzunahme zu haben – ähnlich wie etwa die Akupunkturtafeln –, auf der die verschiedenen Blutzunahmetypen abgebildet sind. Geeignet für die Tafel sind:

- Helden und Heldinnen aus Kindergeschichten: Harry Potter, Michel aus Lönneberga, Pippi Langstrumpf, Bibi Blocksberg, Momo usw.
- Figuren, die häufig Traumberufe der Kinder darstellen, sind: Rennfahrerin, Baggerführer, Entdeckerin, Zauberer, Forscherin usw.
- Oder symbolträchtige Tiere: Löwe, Tigerin, Eule, Delfin usw.

Zu jeder Figur gehört ein Saft aus Ihrem Sortiment, eventuell mit geeigneten Kombinationsmöglichkeiten. Wenn Sie die Frage, welches wohl der richtige Saft ist, vor einem solchen Schaubild diskutieren, wirkt das sehr überzeugend. Die Meinung des Kindes ist dabei natürlich immer wichtig. Um die Entscheidung zu prüfen oder zu verstärken, kann man ein Zauberkunststück einflechten: Mit dem Kraftzauber zum Beispiel (s. Abschnitt 5.5). Bleibt die Hand auf dem Kopf des Kindes, dann ist es der richtige Zaubertrunk.

Hier möchte ich Ihnen noch zwei ganz spezielle Austauschblutsorten vorstellen. Die erste ist das Angsthasenblut: Zu Beginn einer Behandlung kommt es häufiger vor, dass Kinder noch Angsthasenblut in ihren Adern haben. Durch die Zauberblutzunahme können sie dieses Blut ganz leicht loswerden: Angsthasenblut geht automatisch immer in das kleine Röhrchen.

Der Löwenblutsaft eignet sich gut für Kinder, die bei der Blutabnahme sehr laut schreien. Das sollen sie unbedingt auch nach der Behandlung noch können! Deshalb müssen sie vorher beweisen, dass sie wirklich Löwenblutsaft brauchen, und noch einmal richtig laut schreien. Das ist für manche Kinder schon so entlastend, dass sie nicht weiter schreien müssen. Danach wird das Kind eingeweiht. Es erfährt, dass es bis jetzt noch ein Schreilöwe war. Mit der Blutzunahme wird es zum Kraftlöwen (zur Kraftlöwin, König der Löwen, Zauberlöwe etc.). Dazu braucht es Schnurrhaare vom Löwen. Unwissende glauben, dass das Lakritz- oder Fruchtgummischlangen sind, aber die Zauberärztin und das Löwenzauberkind wissen: Das sind die Schnurrhaare vom Zauberlöwen. Diese Schnurrhaare muss man während der Blutzunahme lutschen, und zwar so langsam wie eben möglich. Ab und zu darf man ein winziges Stückchen abbeißen. Aber Vorsicht! Immer ganz langsam, denn sie wirken nicht, wenn man sie zu schnell und in zu großen Stücken abbeißt.

Ein Blutspendeausweis, wie die Großen ihn haben, ist für manche Kinder etwas, worauf sie sehr stolz sein können. Dieser Ausweis heißt Zauberdoktor-Blutzunahmeausweis. Er bekommt bei jeder Blutzunahme einen Eintrag, bei dem das Datum und der nachgefüllte Saft vermerkt sind.

Für chronisch kranke Kinder, bei denen häufige Blutabnahmen nötig sind, kann die Blutzunahme nur bedingt angewendet werden. Wenn sie schon ihren eigenen Weg der

Bewältigung entwickelt haben – beispielsweise indem sie sich auf eine Belohnung freuen, die sie sich selbst ausgesucht haben –, ist die Idee der Blutzunahme nicht geeignet, sie würde sie im schlimmsten Fall verwirren.

Bei Kindern, die durch häufiges Blutabnehmen schon regelrecht traumatisiert sind und noch keine eigene Strategie entwickelt haben, können Sie Folgendes versuchen.

Traumatische Erfahrungen abstreifen

Kinder, die eine traumatische ärztliche Behandlung hinter sich haben, erinnern sich in der Regel beim nächsten ärztlichen Besuch sofort an diese Situation und kommen wieder in den bereits erlebten Angstzustand. Diese Angst kann unter Umständen so weit generalisiert werden, dass ein Kind eine grundsätzliche Angst vor Dingen entwickelt, die es an die angstauslösende Situation erinnert, beispielsweise beim Anblick von weißen Kitteln.

Wie gut, dass in einer Zauberpraxis alles anders ist und dieses Muster durchbrochen werden kann. Bevor Sie die Blutabbzw. -zunahme auf eine neue, angenehmere Art durchführen, unterstützen Sie das Kind dabei, das alte Trauma zu verabschieden, indem Sie oder das Kind mit Ihren Händen über Arme, Beine und Körper des Kindes streichen und die traumatische Erfahrung regelrecht herausstreifen. Sich beim Arm entschuldigen für die vergangenen Schmerzen. Auch das Kind soll den Arm streicheln.

Zur Vorbereitung einer Blutentnahme können auch Anästhesiepflaster (Emla-Pflaster) hilfreich sein. Etwa eine Stunde vor der Blutabnahme bekommt das Kind ein solches Pflaster und darf es sich selbst aufkleben. Das Kind erhält die Information, dass das Pflaster die Stunde Vorlaufzeit braucht, damit es richtig wirken kann. Das Pflaster soll den Schmerz verringern und die Heilung fördern. „Diesmal wird es viel besser!“, können Sie dem Kind sagen. Wie bei der Blutzunahme kommt auch beim Anästhesiepflaster das Kind in eine aktive Rolle.

Blut – der gesunde Lebenssaft

Blut kann auch für Erwachsene ein heikles Thema sein. Viele können kein Blut sehen, sie schauen angestrengt weg, wenn ihnen Blut abgenommen wird. Manche vertragen eine Blutabnahme nur im Liegen, weil sie sonst umkippen. Wenn die Rede auf Blut kommt, sagen sie Sätze wie: „Oh je, Blutabnehmen – schrecklich! Ich kann überhaupt kein Blut sehen", oder: „Wenn ich Blut sehe, kippe ich sofort um", oder: „Beim Anblick von Blut wird mir sofort schlecht, das kann ich gar nicht haben."

Kinder, die solche Sätze hören, schließen ganz folgerichtig: Wenn der starke Papa sagt, dass er beim Anblick von Blut umkippt, und auch die furchtlose Mama Angst vorm Blutabnehmen hat … oder der Opa verlässt jedes Mal den Raum, sobald das Wort Blut fällt – was muss das für eine bedrohliche Sache sein! Kinder, die das erfahren, kommen möglicherweise schon mit einer regelrechten Problemtrance in die Praxis. Deshalb wird aus dem Blut der gesunde Lebenssaft. Bei der Blutab- bzw. -zunahme wird geschaut, wie gesund der Lebenssaft des Kindes ist, und wenn er krank ist, schauen wir nach, was er braucht, damit er wieder gesund wird.

4.3 Abschiedsrituale für Organe und anderes

Operationen und umfassendere medizinische Behandlungen können bei Menschen jeden Alters erdrückende Ängste auslösen. Die Frage „Was wird auf mich zukommen?" macht die Betroffenen nervös und sorgenvoll. Erwachsene ziehen sich möglicherweise in sich selbst zurück und sind schwer ansprechbar, kleine Kinder weinen und trotzen vermehrt, Jugendliche reagieren oft gereizt und aggressiv. Gerade jetzt, da Ruhe und gegenseitige Zuwendung so nötig wären, sind Entspannung und ein gutes Familienklima nur schwer möglich. Besonders starke Ängste ruft bei Kindern eine bevorstehende Entfernung von Teilen des Körpers hervor, wenn etwa Zähne gezogen oder die Mandeln herausgenommen werden müssen. Kinder und Erwachsene brauchen in dieser Situation ganz unterschiedliche Rituale. Ich möchte hier auf die Arbeit mit Erwachsenen eingehen.

Abschiedsrituale für Erwachsene

Abschiedsrituale *vor* dem medizinischen Eingriff helfen, sich mit dem Verlust des Organs auseinanderzusetzen und einen Weg zu finden, seinen „Frieden" mit dem Organ zu machen, das diesen schweren Eingriff erforderlich macht. Zugleich helfen solche Rituale dabei, vertrauensvoll und konstruktiv auf ein Leben ohne dieses Organ zu blicken: Im Vordergrund steht die zukünftige Gesundheit des gesamten Körpers. Meiner Erfahrung nach erleichtern diese Abschiedsrituale nicht nur die angstvolle Phase vor der Operation, sondern sie beugen postoperativen Depressionen oder Verstimmungen wirkungsvoll vor.

Die Entnahme ganzer Organe (Niere, Uterus, Prostata …) oder Amputationen (Brust, Gliedmaßen) ist naturgemäß mit noch größeren, zuweilen überwältigenden Ängsten verbunden. Die Entfernung der Gebärmutter (Hysterektomie) und die Brustamputation sind vergleichsweise häufig vorkommende Operationen, an denen ich exemplarisch zeigen möchte, wie man solche Situationen hypnotherapeutisch begleiten kann.

Fallbeispiel: Ersatzkind

In meiner Praxis meldete sich eine 42-jährige Frau vor einer Myomoperation an, die sie lange immer wieder hinausgeschoben hatte. Sie hatte sehr viele und große Myome an und in der Gebärmutter, die im Laufe der Zeit so gewachsen waren, dass sie andere Organe in Mitleidenschaft zogen. Ein Aufschub war nun nicht mehr möglich und die Gebärmutter konnte nicht erhalten bleiben, sie musste mit entfernt werden. Das empfand die Patientin als zusätzliche Erschwernis, weil sie keine Kinder hatte.

In der Trance fand sie das Bild, dass ihr „kindskopfgroßes" Myom wie ein Ersatzkind ist. Dieses Bild wurde in der Trance weiter vertieft, bis die Patientin die Formulierung fand: „Lange genug gespielt, jetzt wird's gefährlich für die anderen Organe." An diesem Punkt war sie bereit, ihre Gebärmutter zu verabschieden. Durch die Trance wurde ihr klar, dass es für sie sehr wichtig war, ihre Gebärmutter nach der Operation noch einmal zu sehen. Bei ihrem Arzt erntete sie dafür zwar verständnisloses Kopfschütteln, aber er ließ sich dazu bewegen, ihr das entfernte Organ nach der Operation noch einmal zu zeigen, schließlich handelte es sich bei der Patientin um eine Kollegin. Eine Woche nach der Operation rief sie mich an. Es ging ihr sehr gut und sie arbeitete schon wieder. Eine Woche nach einer solchen Operation wieder so einsatzfähig zu sein, ist ganz außergewöhnlich schnell. Sie war sich sicher, dass sie das ohne Trance und Verabschiedung nicht gekonnt hätte.

Bei der Verabschiedung ist es wichtig, zuerst dem Organ oder dem Körperteil dafür zu danken, was es geleistet hat. Ein geeigneter Text für eine Frau, die Kinder geboren hat, wäre beispielsweise: „Liebe Gebärmutter, ich danke dir für alles, was du geleistet hast. Du hast dafür gesorgt, dass ich ein Kind haben konnte.

Jetzt bist du krank geworden. Du kannst nicht mehr geheilt werden, und damit *ich* gesund bleibe, musst du gehen. Ich verabschiede mich von dir.“ Bei Frauen, die keine Kinder geboren haben, ist es gut, andere wichtige Funktionen der Gebärmutter zu benennen, etwa die Produktion von Hormonen oder den Menstruationszyklus, der für viele Frauen ein wichtiger Taktgeber ist. Bei der Verabschiedung einer Brust kann die Frau ihr danken, dass sie ihr Kind, ihre Kinder gestillt hat.

Bei jeder Vorbereitung einer Operation ist es außerdem von großer Bedeutung, sich in der Trance zu erinnern, was einem in schwierigen Situationen gut tut. Das können eigene Rituale, Bücher, Genüsse und vor allem Menschen sein, die einen unterstützen. Besonders wichtig ist es in diesem Zusammenhang, auf die Zeit nach der Operation zu schauen: „Diese Ängste sollen nicht umsonst gewesen sein. Was gönne ich mir hinterher?“ Ermuntern Sie Ihre Patienten, farbige Visionen dazu zu finden und sich ruhig detailliert auszumalen, was sie planen und tun werden. Je detaillierter und farbiger die in der Trance entwickelten Vorstellungen sind, desto höher ist die Wahrscheinlichkeit, dass der Patient sie auch umsetzt. Um die Gedanken auf Gutes zu lenken, wenn die Angst kommt, ist es sehr hilfreich, diese positiven Vorhaben in einer Art Tagebuch festzuhalten und sie konkreter auszuschmücken. Hier haben auch Überlegungen Platz, was während des Krankenhausaufenthaltes wohltuend sein kann. Was kann ich mir Gutes zu essen bringen lassen? Wen kann ich bitten, mir interessante Lektüre vorbeizubringen oder mir die Füße zu massieren? Diese Art der Gedankenlenkung bringt auf eine feine, fast spielerische Weise ein Stück Leichtigkeit in diese schwierige Phase, und das wiederum wirkt sich positiv auf die Genesung aus. Ich habe es immer wieder erlebt, welche positive Kraft beispielsweise eine konkrete Urlaubsplanung für die Zeit nach der Operation entfalten kann.

4.4 In der Zahnarztpraxis

Ein Besuch in der Zahnarztpraxis ist für manche Kinder mit sehr großen Ängsten verbunden, und gerade schüchterne Kinder neigen dazu, sich in einem solchen verängstigten Zustand noch mehr zu verschließen, sie sind dann kaum zu erreichen.[20] Je mehr man diese Situation dramatisiert, indem man etwa dem Kind die furchtbaren Folgen ausmalt, die es zu tragen hat, wenn es seine Angst nicht überwindet, desto mehr drängt man das Kind in die Ecke und in eine Verteidigungsposition. Mit Humor kommt man hier entschieden weiter. Bei Kindern, die bereit sind, den Mund zu öffnen, kann man erst einmal nur die Zähne zählen – und sich dabei ganz gewaltig verzählen. Für Kinder, die schon zählen können, ist es fast unwiderstehlich, die Zählfehler zu berichtigen. Damit wird es aktiviert und tut einen ersten Schritt aus der Angststarre heraus.

Auch bei Kindern, die in die Praxis kommen und den Mund fest verschlossen halten, ist eine humorvolle Reaktion erfolgversprechend: „Das gibt's doch nicht! Da kommst du in unsere Praxis und hast keinen einzigen Zahn mitgebracht. Oder hast du doch wenigstens einen mitgebracht?" Schmunzelt oder lacht das Kind darüber, kann man fortfahren: „Ach, zum Glück ist da ja doch einer – oder sogar noch mehr?!"

Kinder, besonders Vorschulkinder, sind vom rationalen Denken und Empfinden der Erwachsenen weit entfernt, einer zauberhaften Welt voller Wunder sind sie dagegen noch sehr nahe. Therapeutische Zauberkunststücke bringen sie zum Staunen und bündeln ihre ganze Aufmerksamkeit. So fördert Zaubern Konzentration und Entspannung zugleich: Zaubern

---

20 Zu den Ängsten bei „Zahnverlust" s. auch das Gedicht von Fredrik Vahle im Abschnitt 4.3.

ist ein wunderbares Medium, um unruhige Kinder zur Ruhe kommen zu lassen und ängstliche Kinder zu lockern. Ruhig und entspannt können sie die erforderlichen Handlungsanweisungen aufmerksam wahrnehmen und umsetzen. Häufig genügt ein Zauberkunststück, um die gesamte Atmosphäre so zu verzaubern, dass die Zahnuntersuchung oder auch -behandlung nach kurzer Zeit erfolgen kann.

4.4.1 Kinder am magischen Geschehen teilhaben lassen

In erster Linie geht es darum, Kinder am magischen Geschehen teilhaben zu lassen, also um ein gemeinsames Tun und Erleben. Das Kind erfährt den Kontakt zur Zahnärztin und ihren Mitarbeiterinnen als positiv und seine angenehmen Erfahrungen mit dem gemeinsamen Zaubern kann es auf die Untersuchung übertragen: Wie beim Zaubern ist seine Mitarbeit auch bei der Untersuchung, der Behandlung und der Pflege seiner Zähne ganz wichtig. Als Zauberkind angesprochen, übernehmen Kinder gerne eine aktive Rolle. Wenn man ein sehr verschüchtertes oder verschlossenes Kind mithilfe eines Zauberkunststücks zu einem Zauberkind macht, gibt man ihm die Möglichkeit, sich zu öffnen. Geeignete Zauberkunststücke sind dafür beispielsweise „Von nun an geht's voran (Kapitel 5.2)" oder „Das Wunder mit den Dominosteinen (Kapitel 5.1)". [21]

Fühlt das Kind sich nun als Zauberkind, kann man ihm den Kernsatz sagen, der den nächsten Schritt einleitet: „Ein Zauberkind kann auch etwas Neues lernen!"

21 Es gibt noch eine ganze Reihe weiterer therapeutischer Zauberkunststücke, die sich allerdings nicht adäquat in einem Buch vermitteln lassen. Diese Kunststücke sind Bestandteile meiner Fortbildungen „Die zauberhafte Arztpraxis".

Für das Kind wird damit klar: Weil ich ein Zauberkind bin, kann ich das jetzt bewältigen. Es bekommt neue Hoffnung und – ganz wichtig – eine plausible Erklärung dafür, warum es bis jetzt nicht geklappt hat: Es war noch kein Zauberkind, das konnte ja gar nicht funktionieren. Damit wird dem Kind „Schuld" abgenommen, und zugleich ist diese Verknüpfung eine wirksame Rückfallprophylaxe.

Eine Zahnärztin in einem meiner Ausbildungsseminare hatte die Idee, Patienten mithilfe einer Wärmflasche zu entspannen. Diese Idee gefiel mir so gut, dass ich sie weiterentwickelt habe und Ihnen hier vorstellen möchte. In Drogeriemärkten und Apotheken gibt es Wärmflaschen oder mit Körnern gefüllte Wärmekissen in allen möglichen Tiergestalten. Um keine Allergien und Ängste vor bestimmten Tieren wie etwa Mäusen zu triggern, empfehle ich die Variation Marienkäfer, denn ein Synonym für den Marienkäfer ist der Glückskäfer – damit ist er sofort positiv konnotiert. Zur Vorbereitung wird der Glückskäfer mit warmem Wasser gefüllt bzw. auf die Heizung oder in die Mikrowelle gelegt. Wenn es sehr heiß ist, kann es für den Patienten angenehm und erfrischend sein, wenn sie ihn vorher im Kühlschrank oder Eisfach gekühlt haben. Legen Sie den Glückskäfer auf den Bauch des Kindes oder Erwachsenen und lenken Sie die Konzentration darauf, indem sie ihn auffordern, das Glückspaket mithilfe des Atems auf und ab zu schaukeln. Ein Kind fragen Sie dann beispielsweise: „Kannst du die Bewegung des Glückskäfers so groß wie möglich machen? So hoch nach oben und so tief nach unten, wie es eben geht?" Die Suggestion, dass die angenehme Wärme oder Kühle sich überall im Körper ausbreiten darf, verstärkt die Wirkung. Durch diese Ablenkung wird die Konzentration von einem Würgereflex oder anderen unangenehmen Empfindungen auf die Tiefenatmung gelenkt, durch das tiefe und ruhige Atmen tritt ein physischer Entspannungseffekt ein.

4.4.2 Zähneputzen mit Zauberzahnpasta

Es ist oft schwer, Kinder dazu zu bringen, sich regelmäßig die Zähne zu putzen. Leichter geht es, wenn sie dazu keine gewöhnliche Zahnpasta benutzen sollen, sondern Zauberzahnpasta. Sie können hier gut das Zauberkunststück mit der Zaubersalbe (s. Kap. 5.10) ein wenig abändern. Wie das in der Praxis aussehen kann, zeigt der schöne Erfahrungsbericht, den die zahnmedizinische Prophylaxe-Assistentin Nadine Schwarz-Mikkeleitis mir wenige Tage nach meinem Workshop beim zahnärztlichen Hypnose-Kongress in Berlin[22] zuschickte:

> **Fallbeispiel:** Zauberzahnpasta
>
> Der Montagmorgen nach dem Kongress begann früh und mit einer Fahrradpanne auf meinem Weg zur Arbeit. Ein Passant half mir beim Rücksetzen meiner Kette und überließ mir für den weiteren Weg seinen Schraubendreher. Meine erste „kleine" Patientin, Simone – ein 7-jähriges Mädchen mit seiner zurückhaltenden Mutter – erzählte mir, dass sie es in der Regel nur einmal täglich schaffe, sich die Zähne zu putzen (wie auch alle anderen Familienmitglieder). Ich berichtete ihr, dass ich am Vortag einen Zauberkurs besucht hatte und ihr gern dabei helfen könnte, dass ihre Zähne auch abends geputzt werden. Ich holte die Zaubercreme aus dem Schubfach, gab mir unauffällig Zahncreme auf den linken Zeigefinger und bat Simone, nachdem sie mir ihre rechte Zauberhand hinhielt, die Zaubercreme zu öffnen. Da sie bereits die Zahncreme an ihrer Zauberhandinnenfläche hatte, schmierte die Zahncreme, als wäre die verschlossene Tube defekt – was ich auch so

22 Workshop im Rahmen des Kongresses: Hypnose-Kongress. Zahnärztliche Hypnose und Kommunikation vom 10.–13. September 2015 in Berlin.

kommentierte („Igitt, die Tube ist kaputt"). Also noch mal von vorn. (Ich würde die nächsten Male die Tube selbst öffnen und eine Katalepsie in der Hand suggerieren.)
Mein „Anfängerfehler" war, dass ich dem Kind schon in Vorbereitung auf das Kunststück die Zaubercreme heimlich an die Handinnenfläche gab, und es dann darum bat, die Tube mit der eigentlichen Zaubercreme schon mal zu öffnen (...), dabei schmierte die schon applizierte Creme an der Tube, weil ja die Handinnenfläche nun die Tube berührte (ich wusste ja warum, das Kind dachte aber, die Tube schmiert, weil sie kaputt wäre). Ich hätte die Creme auch später heimlich auftragen können. Gerade heute habe ich das Kunststück mit Zwillingen gemacht, mit einer rosafarbenen und einer gelben Polierpaste – mittlerweile bin ich geübt und die kleinen Patienten sind begeistert.
Erneut gelang mir das unauffällige Auftragen der Wolkencreme und ich rieb sie kreisförmig in den Handrücken, um zu zeigen, wie sich die Zähne fast von allein, wie von Zauberhand putzen. Das Zauberkunststück gelang hervorragend. Simone drehte ihre Hand um, um zu schauen, ob das Kunststück gelungen war – sie war begeistert. Die Wolkencreme bekam sie mit nach Hause, mit der Aufgabe, zu Hause ihre Zähne zu verzaubern.
Auf meinem Heimweg wollte ich den Schraubendreher in den Briefkasten meines morgendlichen Pannenhelfers werfen und stockte kurz, als ich den Nachnamen der kleinen Simone las. Berlin ist groß, aber tatsächlich wollte ich mich vergewissern, ob es sich um dieselbe Familie handelte. Mein Pannenhelfer und Simones Mutter öffneten mir die Tür. Schnell klärten sich die Verhältnisse und Zufälle an diesem Tag, woraufhin sie mich auf einen Kaffee in ihr Wohnzimmer baten. Nun saß ich da auf dem riesigen Sofa, Simones Geschwister um mich herum, und Simone holte

ihre Wolkencreme und schmierte ihrem jüngsten Bruder den Handrücken ein, ohne dass der Trick gelang. Sie gab mir Recht, dass das Kunststück wohl nur in der Zauberpraxis funktioniert, und ich verließ das Haus mit der Versicherung, immer willkommen zu sein.

Selbst bei Kindern, deren Ängste sich so verselbstständigt haben, dass sie bei der bloßen Erwähnung des Zahnarzttermins panisch reagieren, kann der Griff in die „Zaubertrickkiste" wahre Wunder bewirken. Kinder, die eine so zauberhafte Behandlung erlebt haben, behalten den Arztbesuch in positiver Erinnerung, die Angst vor dem nächsten Zahnarzttermin darf nach und nach einer angenehmen Verzauberung Platz machen. Und last, but not least: Auch Ihnen und Ihren Mitarbeiterinnen wird eine Zauberbehandlung mehr Freude machen.

4.4.3 Aufrechterhalten der zauberhaften Zahnpflege

Kinder lieben es, für neue Entwicklungsschritte gelobt und bestätigt zu werden. Das Motivieren zur Zahnpflege gelingt in der Regel ganz gut, aber das Durchhalten einer regelmäßigen Zahnpflege ist meistens die größere Hürde. Vor allem dann, wenn die Eltern der Kinder selbst ihre Zähne nicht regelmäßig pflegen.

Das ist ganz normal, die wenigsten Kinder, nehmen morgens und abends von allein die Zahnbürste in die Hand und pflegen ihre Zähne. Das gelingt erst dann, wenn die Kinder älter sind und die Zahnpflege ritualisiert ist. Die Frage ist nun: wie können Sie als zauberhafter Zahnarzt die Kinder bei Laune halten und sie zur regelmäßigen Zahnpflege animieren? Ein einfaches Mittel ist das „Ich schaff's"-Blatt (siehe rechte Seite). Das Kind bekommt für drei Wochen drei Motivationsblätter zum Ankreuzen mit nach Hause. Nach dieser

Zeit kommt es mit den Blättern in die Praxis und kann sie gegen ein Geschenk aus der Geschenkebox oder gegen schöne Motivationsstempel einlösen. Wichtig: Ehrlichkeit wird honoriert. Auch, wenn das Kind nur einen Teil geschafft und ehrlich angekreuzt hat, wird es belohnt. Die Schritte dürfen nicht zu groß sein. Ein Kind, das zu Hause nicht zur Zahnpflege motiviert und angehalten wird, bekommt zum Beispiel ein kleines Geschenk, wenn es an vier Tagen pro Woche seine Zähne gepflegt hat. Oder es bekommt zu Beginn nur ein Blatt mit nach Hause und erhält bereits nach einer Woche einen Stempel in ein Bonusheft, das der Zahnarzt abstempelt und verwahrt – und wenn drei Stempel gesammelt wurden, gibt es ein Geschenk. Dieses Abstempeln geht schnell und die Kinder bleiben durch die kürzeren Abstände motiviert dabei.

Ab wann es einen Stempel oder ein Geschenk gibt, muss individuell entschieden und an Alter und Umstände angepasst werden. Hier ist ein gutes Fingerspitzen wichtig. Ich empfehle Ihnen, auch kleine, neue Schritte zu belohnen. Das „Ich schaff's"-Blatt soll lediglich als Anregung dienen. Sicherlich fallen Ihnen weitere, zu Ihrer Praxis vielleicht sogar besser passende Ideen ein.

Ich schaff's!

Ich male fröhliche weiße Wolken auf meine Zähne und helfe meinen Zähnen damit, immer schöner & gesünder zu werden!

~ Eine lustige Hilfe
Von Anna-Elisabeth Neumeyer

	Montag	Dienstag	Mittwoch	Donnerstag	Freitag	Samstag	Sonntag
Morgens							
Mittags							
Abends							

Kreuz einfach an, wie Du Deine Zähne geputzt hast … und wenn Du magst, kannst Du die Smileys natürlich auch noch bunt anmalen!

= Super! Ganz allein Zähne geputzt!

= Toll! Mit Mamas oder Papas Hilfe Zähne geputzt!

= … Oh je … gar nicht geputzt!

Bei __________ x
darfst Du Dir in Deiner zauberhaften Zahnarztpraxis ein kleines Geschenk abholen.

Bei __________ x
darfst Du Dir Deiner zauberhaften Zahnarztpraxis ein kleines Geschenk abholen.

Deine zauberhafte Zahnarztpraxis:

4.4.4 Mit kleinen Zauberkunststücken die Gruppenprophylaxe bereichern

Das Medium Zaubern kann spontan und spielerisch auch bei Prophylaxeterminen in Einrichtungen wie Kindergärten und Schulen eingesetzt werden. Es unterstützt die Zahnärztin und ihre Mitarbeiterinnen dabei, den Besuch so zu gestalten, dass die Kinder gespannt zuhören und sich neugierig die zahnärztlichen Geräte anschauen. Durch positive Umdeutungen und Umbenennungen können Sie selbst solchen Geräten wie Bohrern und Artikulatoren eine zauberhafte Wirkung verleihen.

Die eigentlich recht trockenen Erklärungen zu den Zahnputztechniken lassen sich mithilfe kleiner Zauberkunststücke spielerisch vermitteln. So zieht etwa das Kunststück mit der Zaubersalbe, die im zahnärztlichen Bereich als Zauberzahnpasta auftritt, die Kinder ganz leicht in seinen Bann. Sie sind fasziniert und in aller Regel mehr als bereit, eine solche Zauberzahnpasta anzuwenden (s. Abschnitt 4.4.2). Eine andere Möglichkeit, Kinder fürs Zähneputzen zu gewinnen, bieten Umdeutungen: Zähneputzen ist lästig, aber mit der Zahnbürste kleine weiße Wolken auf die Zähne zu malen, macht richtig Spaß! Das halten Kinder auch volle zwei Minuten durch – und sind sehr bemüht, auch alle ihre Zähne mit Wolken zu versorgen.

Den entscheidenden Auslöser, das Zaubern auch in der Behandlung erwachsener Patientinnen einzusetzen, erhielt ich vor vielen Jahren von einem Taxifahrer. Auf dem Weg vom Bahnhof zur Fortbildung „Die zauberhafte Zahnarztpraxis“, die ich in der Zahnärztekammer in Nürnberg gab, fragte mich der Taxifahrer, ob ich Zahnärztin sei. Ich erzählte ihm von meinem Beruf und vom Zaubern in der Zahnarztpraxis mit Kindern. „Oh je, wissen Sie, wie lange ich schon nicht mehr beim Zahnarzt war? – Ja, wenn der zaubern könnte, dann würde *ich* da auch hingehen!“ Seitdem hat das Zaubern mit Erwachsenen einen festen Platz in meiner Praxis und Ausbildung, und ich habe oft erfahren dürfen, wie gerne auch Erwachsene sich verzaubern lassen und wie gut das Zaubern auch bei ihnen wirkt.

4.5 Im Krankenhaus

Grundsätzlich kann alles, was für die Arztpraxis gesagt wurde, auf die Situation im Krankenhaus übertragen werden. Darüber hinaus entstehen im Krankenhaus ganz spezifische Situationen. Die längere Trennung und die ungewohnte Umgebung können beunruhigend und beängstigend wirken, sowohl für die Patienten als auch für Eltern und andere Angehörige. Häufig haben wir es im Krankenhaus auch mit schwerwiegenderen Erkrankungen und aufwendigeren Behandlungen als in der Arztpraxis zu tun.

Bei längeren Krankenhausaufenthalten können sich aufgrund des längeren Verweilens und der besonderen Stresssituation, aus der gewohnten Umgebung gerissen zu sein, Verhaltensauffälligkeiten zeigen, die im Praxisalltag nicht auftauchen. So berichtete mir eine Psychologin, die im Krankenhaus arbeitet, von einem Jugendlichen, der in angespannten Situationen aus heiterem Himmel zu randalieren begann. In diesen Momenten war es sehr schwer, an ihn heranzukommen und sein Verhalten zu stoppen. Die Ratlosigkeit war groß, bis die Psychologin sich – angeregt von der Zauberfortbildung – entschloss, ihm heimlich ein paar Zauberkunststücke beizubringen. Gewonnen hat sie diesen Jugendlichen, indem sie ihm ausgemalt hat, wie er Ärzte und Schwester in Erstaunen versetzen könne, wenn er bei seiner Entlassung eine kleine Zaubershow geben würde. Von diesem Moment an hat der Jugendliche nicht mehr randaliert – und die Show war ein großer Erfolg.

Beim Zaubern im Krankenhaus unterscheide ich zwischen aktivem und passiven Zaubern. Aktives Zaubern heißt, Patienten und/oder deren Angehörige erlernen Zauberkunststücke, so wie der Jugendliche im Beispiel oben. Beim passiven Zaubern werden die Patienten und ihre Angehörigen von Medizinerinnen und anderen medizinischen Mitarbeitern ver- und bezaubert.

Wenn kleine Kinder ins Krankenhaus kommen, bleiben die Eltern oft mit vor Ort, meistens übernimmt die Mutter diese Aufgabe. Ich habe von Müttern schon oft erzählt bekommen, dass sie sich vor dieser Zeit regelrecht grausen: Das Kind ist nervös, die Mutter ist angespannt und weiß gar nicht, was sie machen kann und soll. Diese große Belastung spürt das Kind unweigerlich, wodurch die Lage sich weiter anspannt. Vätern oder Müttern, die vor einem geplanten Krankenhausaufenthalt ihres Kindes zu mir kommen, bringe ich ein oder zwei Zauberkunststücke bei, die sie als Überraschung im Krankenhaus vorführen. Das Kunststück muss jedoch unbedingt bis zur Vorführung geheim bleiben, damit es seine Wirkung behält!

Nach dem Krankenhausaufenthalt berichten die Eltern, wie gut es war, mit dem Zauberkunststück etwas in der Hand zu haben, und wie sehr es ihnen geholfen hat, ihre eigene Nervosität zu überbrücken. Oft werden die Zaubermamas und Zauberpapas gebeten, das Kunststück wieder und wieder vorzuführen, sowohl von den eigenen kranken Kindern als auch von anderen kleinen Patienten, die sich gern um das Bett versammeln, um zuzuschauen. Dabei entsteht eine gelöste und fröhliche Stimmung, die nachwirkt.

Das aktive Zaubern im Krankenhaus eignet sich für etwas größere Kinder und Jugendliche. Sie erlernen selbst ein Kunststück, das sie dann ihrem Besuch vorführen können. Damit ändert sich ihre Rolle ganz wesentlich: Sie sind nicht mehr nur hilflos und Opfer ihrer Erkrankung, sondern haben anderen etwas zu bieten, können ihren Besuch be- und verzaubern. Damit einher geht eine positive Vision auf die Zeit nach dem Krankenhausaufenthalt. Dann nämlich können sie das Kunststück ihren Mitschülerinnen und Freunden vorführen. Aus dem Krankenhaus zu kommen und sagen zu können: „Ich habe im Krankenhaus das Zaubern gelernt und kann es euch jetzt vorführen", lässt die ganze Zeit im Krankenhaus in einem anderen, positiven Licht erscheinen.

Die Sprache spielt im Krankenhaus eine ebenso wichtige Rolle wie in anderen medizinischen Zusammenhängen. Auch hier ist es wichtig, beispielsweise mit positiven Visionen zu arbeiten oder neue Namen für angstmachende Instrumente und Behandlungen zu finden, wie es mehrfach in diesem Buch ausgeführt ist. Manchmal ist es jedoch sinnvoll, genau andersherum zu verfahren, soll heißen: die Dinge bei ihrem Namen nennen und keine Verschleierungen oder Beschönigungen verwenden. Wenn man beispielsweise von der Großmutter, die im Krankenhaus gestorben ist, immer erzählt, sie sei dort friedlich eingeschlafen – wie soll deren Enkelkind dann im Krankenhaus ganz beruhigt einschlafen können?

4.6 In der Reha

Zaubern unterstützt ganz nebenbei die Regeneration der Motorik nach langer Krankheit, einer Operation oder einem Schlaganfall. Ganz nebenbei deshalb, weil die Patienten sich so sehr auf die Durchführung des Zauberkunststücks konzentrieren, dass ihnen gar nicht bewusst wird, wie intensiv sie damit zugleich ihre (Fein-)Motorik trainieren, indem sie Karten halten, Lösungs- und Scheinknoten in Seile knüpfen oder Fingerhüte hervorzaubern. Patienten, die viel arbeiten müssen, um ihre Grob- und Feinmotorik zu regenerieren, verspüren oft eine große Trauer über ihre verloren gegangenen Fähigkeiten. Zauberkunststücke zu erlernen und zu üben, befreit von Erwartungen, bisherige Fähigkeiten zu „reparieren", es ist etwas vollkommen Neues und erinnert deshalb nicht ständig an den Verlust, wenn etwas nicht klappt. Der Fokus liegt vielmehr auf dem raffinierten Effekt des Kunststücks, mit dem man wieder positive Aufmerksamkeit erlangen kann: Aus dem Schlaganfallopa wird ein Zauberopa, der seine Enkel zum Strahlen bringt. Oder ein Gastgeber, der seine Gäste verzaubert: „Wir hatten Gäste zum Essen und hinterher habe ich gezaubert. Wissen Sie was, die wollten sogar eine Zugabe haben. Und der Applaus (…) so etwas muss man nach sechseinhalb Jahren Schlaganfall auch erst einmal verkraften", sagte mir ein 66-jähriger Mann nach der Zaubergruppe.

Bei diesem Patienten spielte die Schuldfrage nach dem Schlaganfall eine wesentliche Rolle. Er fühlte sich selbst verantwortlich, weil er die Symptome des Schlaganfalls nicht sofort bemerkt hatte und erst am nächsten Tag zum Arzt gegangen war. „Wenn ich es gleich bemerkt hätte, wäre die Heilung leichter und schneller verlaufen", lautete sein Selbstvorwurf. Wie kann man einen Patienten/eine Patientin von diesem Schuldgefühl entlasten? Häufig hilft hier folgende Frage: „Wenn Sie damals schon gewusst hätten, was Sie heute wissen, dann wären Sie der Erste gewesen, der die Anzeichen sofort richtig interpretiert hätte und in die Klinik gegangen wäre. Stimmt das?" Patienten können hier nach meiner Erfahrung ohne Zögern zustimmen und damit eine Befreiung von diesem Schuldgefühl erfahren.

Wenn der Körper nach einem Schlaganfall nicht mehr wie gewohnt funktioniert, verändert sich das eigene Körperbild. Der Patient wird schnell ungeduldig mit sich selbst oder ist rasch verärgert. Diese Haltung kann sogar zu einer geradezu feindseligen Einstellung dem eigenen Körper gegenüber führen. Für solche Patienten ist es ausgesprochen wichtig, sich mit dem Schlaganfall und ihrem Körper wieder zu versöhnen.

Die Angst vor bleibenden Schäden und Einschränkungen ist ein weiteres großes Thema, vor allem, wenn der Patient glaubt, aufgrund seiner gestörten Artikulation nicht mehr für voll genommen oder gar als geistig behindert angesehen zu werden. Das Zaubern kann ganz erheblich dazu beitragen, dass Patienten sich wieder mehr zutrauen und ihr Selbstwertgefühl zurückgewinnen. „Oh, da bekomme ich zu Hause Applaus", kommentierte ein 57-jähriger Schlaganfallpatient ganz spontan und freudestrahlend sein erstes gelungenes Zauberkunststück. Ein anderer Mann hatte wegen seiner Sprachstörungen nach einer Apoplexie das Sprechen fast völlig aufgegeben. Nach zwei Zaubersitzungen sprach er in seiner Selbsthilfegruppe schon wieder deutlich mehr.

Zaubergruppe mit Schlaganfallpatienten

Ich möchte Ihnen im Folgenden einen Einblick in meine Erfahrungen mit Schlaganfallpatienten geben, die in der Reha auch auf Menschen mit anderen Krankheitsbildern übertragen werden können. Mit Schlaganfallpatienten arbeite ich am liebsten in kleinen Gruppen. Am Anfang jedes Termins gibt es eine Einstiegsrunde, in der die Teilnehmer über Zaubererfolge und -pannen berichten. Daran schließt sich eine Wunschrunde mit der Frage an, welche Bilder und Imaginationen in der Trance vorkommen sollen. Die Trance dauert maximal 30 Minuten (praktisches Beispiel s. unten). Nach der Trance geht es für etwa 45 Minuten an das Erlernen eines Zauberkunststücks. Nach dem letzten Termin gestalten die Zauberlehrlinge eine Zaubershow, zu der jeder drei bis vier Gäste einlädt.

In der Schlaganfallgruppe hatten wir u. a. den Lösungsknoten und ein Kartenkunststück eingeübt. Die Beschäftigung mit dem Lösungsknoten führt sowohl zu einer Aktivierung der betroffenen Körperteile als auch zu einer Verlagerung der Aufmerksamkeit vom Problem auf die große Palette der Möglichkeiten. Damit wird der Weg für eine Versöhnung mit den nicht mehr wie gewohnt funktionierenden Körperteilen gebahnt. Besonders förderlich für die Regeneration der sprachlichen Fähigkeiten sind Kartenkunststücke, die vom Zauberer moderiert werden müssen, damit sie ihre volle Wirkung entfalten können. „Vorher habe ich noch nie gezaubert. Ich muss sagen, es hat Spaß gemacht, es war interessant, und was ich jetzt auch noch sagen kann, ist, dass es mich sogar entspannt hat", kommentierte ein Patient seine Aktivität als Zauberlehrling. Ganz nebenbei beobachten die Schlaganfallpatienten im Laufe der Zaubersitzungen auch sehr viel aufmerksamer, wie sie ihren Arm, ihr Bein, ihre Sprache im Alltag einsetzen – und wo sie sie schonen, obwohl es nicht nötig wäre.

Eine wirkungsvolle Unterstützung und Motivation erhalten die Schlaganfallpatienten zusätzlich durch die Arbeit mit Trancen. Es kann für Patienten eine sehr ermutigende Erfahrung sein, in der Tiefenentspannung oder in der Imagination die Körperteile wieder bewegen zu können, die seit dem Schlaganfall nicht mehr „mitgespielt" hatten. Ich verwende in meinen Trancen sehr gerne Metaphern aus dem Sport:

> „Machen Sie es sich ganz bequem, so bequem und angenehm wie eben möglich [...], ja, genau, entspannen Sie sich und versuchen Sie, positive Gefühle zu Ihrem Körper zu entwickeln. Und dieser Arm, der da jetzt wie bei einem Fußballspiel so oft auf der Ersatzbank sitzen muss, möchte auch gerne mal wieder mitspielen. So, wie ein Spieler, der nur auf der Ersatzbank sitzt, auf keinen Fall besser wird, sondern nur, indem er wieder mitspielen darf. Und

vielleicht überlegen Sie sich, ob er wenigstens zweimal, dreimal oder viermal am Tag mitspielen darf. Nehmen Sie zu Ihrem Arm Kontakt auf und treffen Sie eine Vereinbarung, was er machen kann und wie oft am Tag er auf alle Fälle mitspielen darf, um dann immer und immer wieder in seinem Tempo besser und besser zu werden. […]"

4.7 In der Trauerbegleitung

Mein Vorschlag, auch in der letzten Lebensphase oder nach dem Tod eines Schwerkranken für die Angehörigen das Therapeutische Zaubern einzusetzen, mag auf den ersten Blick befremdlich oder sogar pietätlos erscheinen. Meine Erfahrungen zeigen jedoch, dass das Therapeutische Zaubern auch unter diesen Umständen sehr hilfreich sein kann. Ich möchte Sie mit drei berührenden Beispielen ermutigen, diese Methode auch in der letzten Lebensphase eines Kindes einzusetzen, etwa in der pädiatrischen Onkologie.

Fallbeispiel: Beschützer am Bett
Beim ersten Beispiel war der Arzt in der Kinderonkologie zunächst sehr skeptisch, ich musste ihn regelrecht überreden, für ein sterbenskrankes Mädchen ein Zauberkunststück mit Tierkarten durchführen zu dürfen. Das Mädchen dagegen war sofort angetan und wünschte sich nach der Vorführung, dass die 16 Tierkarten als Beschützer um ihr Bett aufgestellt werden. Sie wollte das Zauberkunststück immer und immer wieder erleben. Nach ihrem Tod baten die Eltern darum, die Zauberkarten mit in den Sarg legen zu dürfen, denn die Zauberei sei unter den wichtigsten Dingen in den letzten Lebenstagen ihres Kindes gewesen.

Fallbeispiel: Zaubernde Geschwister

Im zweiten Beispiel trat der Verein *Herzenswünsche* an mich heran, weil ein Kind, das aus dem Krankenhaus zum Sterben nach Hause gekommen war, sich einen Zauberer gewünscht hatte. Das Kind war schon so schwach, dass es gerade noch den Zauberstab halten und ein bisschen bewegen konnte. Ich habe zwei Dinge gemacht: Für das kranke Mädchen habe ich eine Zaubershow als Zauberin Alisa gegeben und dem älteren Bruder habe ich ein Zauberkunststück mit Karten beigebracht, um einen Zauber zu hinterlassen. Der Bruder hat das Zauberkunststück ausgeführt, wobei das kranke Mädchen scheinbar diejenige war, die gezaubert hat, weil sie mit dem Zauberstab über die Karten strich. Als die Kinder miteinander zauberten, fiel der Mutter ein, wie begeistert das Mädchen schon einmal im Kindergarten als Zauberin verkleidet war. Sie holte die Glitzerperücke des Kostüms heraus und setzte sie dem Mädchen auf. Das Kind war überglücklich, strahlte übers ganze Gesicht und lachte laut und unbeschwert. „Bei uns ist schon lange nicht mehr so gelacht worden", sagte die Mutter. Die Erleichterung war ihr deutlich anzusehen.

Fallbeispiel: Zauberkunststücke für die Besucher am Bett

Auch im dritten Beispiel trat der Verein *Herzenswünsche* an mich heran. Ein 12-jähriges Mädchen war in der Endphase ihrer Krankheit zu Hause. Es war Hochsommer, sie lag im Bett, während alle anderen draußen spielten. Auch sie wünschte sich einen Zauberer und so bekam auch sie eine Vorführung der Zauberin Alisa. Außerdem habe ich ihr zwei Zauberkunststücke beigebracht. Darauf waren die Nachbarskinder sehr neugierig und kamen wieder zu Besuch. Sie kamen nicht aus Mitleid oder weil irgendjemand sie dazu verpflichtet hätte, sondern aus Interesse, weil das Mädchen etwas so Besonderes konnte. Das hat ihr das Ertragen der Krankheit sehr erleichtert.

Diese Beispiele zeigen, wie wirkungsvoll Therapeutisches Zaubern auch in einer so schwierigen Lebensphase sein kann. Das kranke Kind kann in seiner belastenden Situation Freude und Leichtigkeit erfahren und auch die Angehörigen und das Personal werden entlastet. Geschwisterkinder, die aufgrund der schweren Krankheit von Bruder oder Schwester leicht ins Hintertreffen geraten, werden wieder gesehen, sie bekommen Raum und eine Aufgabe, mit der sie sich positiv einbringen können und etwas Angenehmes bewirken können. Das ist eine sehr wertvolle Erfahrung für die Geschwisterkinder.

Für ein Kind bringt der Tod eines nahestehenden Menschen eine sehr große Veränderung seiner Lebenswelt mit sich: Im unmittelbaren sozialen Gefüge fehlt eine wichtige Bezugsperson und zugleich verändern sich die anderen Familienmitglieder, weil auch sie trauern. Wenn ein Elternteil gestorben ist, kann der andere so stark vom Verlust getroffen sein, dass er sich auf einmal völlig anders verhält, als das Kind es gewohnt ist. So kann es beispielsweise sein, dass Mutter oder Vater nur noch schwer ansprechbar sind und es kaum schaffen, die alltäglichen Aufgaben zu bewältigen. Manchmal steht sogar ein Umzug in eine andere Wohnung an, sodass die Kinder auch ihre gewohnte Umgebung verlieren.

Die Kindertrauerbegleiterin Patricia Rinklin hat Elemente des Therapeutischen Zauberns in ihre Arbeit mit Kindertrauergruppen eingebaut und damit sehr gute Erfahrungen gemacht, die sie in ihrer Abschlussarbeit zur Ausbildung im Therapeutischen Zaubern ausführlich dargestellt hat. Ich freue mich sehr über ihren Vorschlag, ihre Ergebnisse weiterzugeben, die ich im Folgenden zusammenfasse:

Beim Therapeutischen Zaubern in der Trauergruppe werden jeweils zwei Kinder zu Zauberpartnern. Sie erleben die Zusammenarbeit mit ihrem Zauberpartner als tragende Beziehung und werden zugleich „Entdecker und Geheimnisträger einer wunderschönen Sache, die sie in sich tragen und auch weiter als Ressource nutzen können". Die trauernden Kinder erfahren, dass ein Zauberkind in ihnen steckt, „dass sie jemand ganz Besonderes sind mit vielen ganz eigenen Fähigkeiten und Talenten und dass der Verlust, den sie erlebt haben, nicht ihr ganzes Selbst ausmacht".[23]

Zur Vorbereitung des Wochenendes hatte Patricia Rinklin einen kurzen Brief an die Eltern geschrieben, indem sie ihnen erklärte, was es mit den zauberhaften Tagen für ihre Kinder auf sich hatte. Für die Kinder beginnt das Zauberwochenende mit einer Vorstellungsrunde, in der sie sich untereinander und die Zauberin Agathe Schokolathe (P. Rinklin) kennenlernen. „Das Tragen […] kleine[r] zauberhafte[r] Accessoires (ein Hut, eine Kette mit Sternen dran, ein glitzernder Gürtel …), […] glitzernde Tücher als Tischdecke etc. schaffen schon gleich eine andere Atmosphäre, führen mich und die Kinder schon ein klein wenig in die zauberhafte Welt. In einer kleinen, aber feinen Zaubervorführung dürfen die Kinder sich von den Zauberkunststücken, die sie erlernen werden, zunächst einmal selbst verzaubern lassen. Es ist mir wichtig, den Kindern danach deutlich zu sagen, dass hinter den Kunststücken ‚Tricks' stecken, denn leider können wir – selbst mit noch so viel Talent, Zaubergeist und Zauberpuste – keinen verstorbenen Papa wieder herbeizaubern. Aber wir können der Mama ein Lächeln ins Gesicht zaubern, und das ist auch ganz viel wert."[24]

23 Rinklin (2014), S. 3.

24 Rinklin (2014), S. 5 f.

Am ersten Tag lernen die Kinder den Zauberknoten[25] und das Kunststück vom stärksten Kind der Welt (s. Abschnitt 5.5), am nächsten Tag erhalten die Zauberpartner die individuell für sie zusammengestellten Utensilien in glitzerndes Geschenkpapier verpackt. Die Namen der Zauberpartner stehen auf einem hübschen Geschenkanhänger und das ganze Päckchen ist mit goldenem Draht und einem kleinen Vorhängeschloss versehen.[26] Nach dem Verteilen der Päckchen präsentiert Agathe Schokolathe das Geschenk des Zaubergeists: den Schlüssel, mit dem man die zauberhaften Geschenke öffnen kann. Die Kinder sind mit Eifer und großer Konzentration bei der Sache. Sie basteln die Requisiten, üben die Tricks, überlegen, wie sie ihr Kunststück am wirkungsvollsten auf die Bühne bringen können und erfinden passende Zaubersprüche.

Es ist unvermeidlich, dass auch beim Zaubern Pannen passieren. Daraus wird aber keine Enttäuschung oder ein verpatzter Auftritt, denn die Kinder sind gut vorbereitet: „Damit das Publikum aber nicht herausfinden kann, ob es eine Panne war oder zur geplanten Show gehört, sammeln wir gute, lustige, coole Sprüche, probieren sie aus und schreiben sie auf Papier, das wir dann in den Deckel unserer Zauberkiste kleben.“[27]

Kinder, die sich nicht am Zaubern beteiligen wollen oder können, können andere Aufgaben übernehmen und werden dadurch in das Geschehen integriert. Sie können beispielsweise bei der Vorführung einen Gong schlagen, wenn ein neues Kunststück beginnt, können dafür verantwortlich sein, im richtigen Moment das Licht aus- oder einzuschalten, sich um die Ausstattung und die Kleidung der Zauberpaare

25 Neumeyer (2013), Kapitel 4.

26 Vgl. Rinklin (2014), S. 7.

27 Rinklin (2014), S. 7.

kümmern, Ankündigungsplakate malen und den Raum verzaubern …

Solch ein Zauberwochenende mit einer Kindertrauergruppe ist für alle – Kinder, Angehörige, Betreuerinnen – ein unvergessliches Erlebnis, das ein Samenkorn von Leichtigkeit und Freude in eine Zeit der Bedrückung pflanzt, eine erste Idee von Licht am Ende des Tunnels darf aufscheinen. Zum Abschluss möchte ich Sie an dem Feedback teilhaben lassen, das Patricia Rinklin mir nach dem Zauberwochenende gab:

> „Hallo, liebe Annalisa!
> Vor einer Stunde ist ein zauberhaftes Wochenende mit einer Kindertrauergruppe und einer unglaublichen Zaubershow zu Ende gegangen – und ich habe das Bedürfnis, Dir kurz zu schreiben!
> Am Freitagnachmittag haben wir unser Wochenende begonnen. Ich habe die Kinder da zum ersten Mal gesehen und auch die Begleiter der Trauergruppe nur einmal zur Vorbereitung kurz getroffen. Die ersten beiden Stunden waren richtig harte Arbeit und ich hatte erst lange das Gefühl, dass der Funke einfach nicht überspringen will. Es war ein großer Altersunterschied (5–12 Jahre) und die beiden großen Jungs waren schon recht pubertierend und fanden alles erstmal ‚booooooring'. Und dann, ganz plötzlich und ohne dass ich sagen kann, was der Auslöser war, ist der Funke doch gesprungen und wir hatten ein gigantisches Wochenende zusammen! Die Kinder haben wunderschöne Zauberutensilien gebastelt, haben Zauberpartnerschaften geschlossen und gemeinsam Kunststücke gelernt, geübt und vorhin vor all ihren (sichtlich gerührten) Gästen vorgeführt!
> Gestern Abend in der Blitzlicht-Runde hat einer der großen Jungs gesagt: ‚Der Tag heute war einfach nur gut!',

und ein kleines Mädchen, das erst seit dem Sommer in der Gruppe ist und sich noch nicht getraut hat, mit den anderen zu reden, hat gesagt: ‚Ich freue mich auf die Zaubershow morgen und ich freue mich ganz arg, dass ich mich jetzt traue, mit Euch zu reden!' Die Rückmeldung der Eltern und Betreuer heute war, dass die Kinder über sich hinausgewachsen sind!
Liebe Annalisa, ich schreib Dir das, weil ich von den Rückmeldungen, vom Dank, von der Begeisterung der Kinder, Eltern und Betreuer sicher lange zehren kann – und weil ich Dir gerne davon abgeben will: Das therapeutische Zaubern funktioniert und ich bin so froh, dass Du es entdeckt hast! Es bereichert mich, mein Leben und meine Arbeit!"

5 Die Zauberkunststücke – praktische Anleitungen

Fast alle in diesem Buch vorgestellten Zauberkunststücke sind von der eigentlichen Trickhandlung her einfach durchzuführen. Sie lassen sich leicht in den Praxisalltag integrieren. Die folgenden Anleitungen enthalten neben der Beschreibung des Zauberkunststücks die dazugehörigen bzw. darauf abgestimmten Metaphern und hypnotherapeutischen Interventionen sowie Tipps zum Handlungsablauf. Zu zahlreichen Kunststücken gibt es darüber hinaus therapeutische Tipps, Vorschläge für Varianten des Zauberkunststücks und zuweilen zusätzlich Hintergrundinformationen. So sind viele Zauberkunststücke für Kinder und Erwachsene gleichermaßen gut geeignet, für Erwachsene sollten sie jedoch etwas modifiziert werden. Erwachsene benötigen oft eine Brücke zu einer Erfahrung, die das Ganze logisch in Beziehung setzt und den Sinn erklärt. Deshalb ist für sie manchmal eine andere Geschichte oder eine andere Einführung nötig.

Fallbeispiele sind stets anschaulicher als „technische Gebrauchsanleitungen". Deshalb bestehen die Beschreibungen der Zauberkunststücke zum einen aus dem „Rezept" – wie wird's gemacht, wie funktioniert der Trick. Zum anderen führe ich an einem verfremdeten Fall aus der Praxis den Ablauf des Kunststücks exemplarisch vor, wobei ich auch immer wieder auf die Bezüge zu den theoretischen Kapiteln hinweise.

Noch zwei wichtige Hinweise, bevor es mit den Zauberkunststücken losgeht:

Grundsätzlich lassen sich die Zauberkunststücke in diesem Buch grob in zwei Gruppen unterteilen: Bei der größeren Gruppe handelt es sich um Zauberkunststücke, mit denen die Patientinnen verzaubert werden. Hier liegt das aktive Zaubern in den Händen der Ärztin, des Therapeuten, der Physiotherapeutin usw. In diesen Fällen darf das Trickgeschehen auf keinen Fall preisgegeben werden!

Bei der zweiten Gruppe werden die Patientinnen selbst zauberhaft aktiv, sie vollziehen die Zauberhandlung, um dadurch eine innere Stärkung, Selbstvertrauen und Zuversicht zu erfahren. Bei diesen Kunststücken müssen die Patientinnen natürlich nach allen „Goldenen Regeln" der Zauberkunst eingeweiht werden (s. Abschnitt 6.1). Für einen nachhaltigen Erfolg ist es ganz wesentlich, den Zauberlehrlingen zu vermitteln, wie außerordentlich wichtig es ist, dass sie ihr Zaubergeheimnis für sich behalten – Zaubern lebt vom Geheimnis!

5.1 Das Wunder mit den Dominosteinen

Das Wunder: Das Kind oder die Familie legt in Abwesenheit der Zauberärztin oder einer Mitarbeiterin ein Dominospiel in eine Reihe. Wenn alle Steine in einer Reihe ausgelegt sind, werden sie umgedreht (Rückseite nach oben). Weil die Zauberärztin mit ihrem feinen Fingerspitzengefühl so gut tasten kann, weiß sie, welche Augenzahlen am Ende und am Anfang der Reihe liegen.
Kontext: Unruhige Situation im Wartezimmer zur Ruhe kommen zu lassen.
Beispiel: Kinder rasen wie aufgedreht durchs Wartezimmer, Eltern unternehmen nichts zur Beruhigung, es besteht die Gefahr, dass sich die Unruhe auf andere Patientinnen überträgt.
Ziel: Nervöse Kinder und Eltern im Wartezimmer beschäftigen, ablenken und damit beruhigen.
Geeignet für: Kinder im Alter von 3 bis 15 Jahren zusammen mit den Eltern.

Materialien: 1 Set Zahlen- oder Bilder-Dominosteine. Gerade für jüngere Kinder gibt es eine große Auswahl liebevoll gestalteter Dominospiele.

Präsentationsbeispiel

Zauberärztin: „Liebe zauberhafte Kinder und Eltern: Wie ja alle wissen, ist bei uns alles anders. Bei uns wird sogar die Wartezeit verzaubert. Ich habe hier lauter Dominosteine. Ihre und eure Aufgabe ist es jetzt, alle, aber wirklich alle Dominosteine so in eine Reihe zu bringen, dass immer zwei gleiche Symbole aneinandergelegt werden. Die Reihe darf ruhig um die Kurve gehen. Wenn Sie fertig sind, drehen Sie die ganze „Reihe" Stein für Stein um, die Rückseite nach oben. Dann geben Sie unserer Mitarbeiterin an der Rezeption Bescheid. Sie werden staunen! Wir sind nämlich die Praxis mit dem feinen Fingerspitzengefühl."

(Wenn die Mitarbeiterin Bescheid bekommt, kommt sie ins Wartezimmer. Sie bewegt ihre Hände und Finger magisch über der Dominoreihe.)

Mitarbeiterin: „Ich und wir alle in der Praxis haben ein feines Fingerspitzengefühl. Mit meinem feinen Fingerspitzengefühl kann ich sogar spüren, welche Zahlen/Bilder sich darunter befinden. Ich lese durch die Materie." *(Sie lässt ihre Hände über das eine Ende der Dominoreihe kreisen.)*

„Ich spüre, ich spüre, hier ist eine … Das sage ich jetzt noch nicht …" *(Sie lässt ihre Hände über das andere Ende der Reihe kreisen.)*

„Und am anderen Ende, am anderen Ende … da ist! Ja, ich bin mir ganz sicher, ich sehe eine Fünf an einem Ende und eine Zwei am anderen Ende." (Bzw. ein Symbol des Spiels nennen.) *(Sie blickt in die Runde.)*

„Heute darf die Jüngste (der Jüngste, die Älteste …) die beiden Steine umdrehen!" *(Das Kind dreht die beiden Steine um.)*

Zauberärztin oder Mitarbeiterin: „Ja, super! Herzlichen Glückwunsch, ich spüre, bei uns in der Praxis passt es prima!"

Das Geheimnis wird gelüftet

Die Ärztin oder eine Mitarbeiterin hat vor dem Zauberkunststück heimlich aus einem kompletten Dominospiel einen Stein mit zwei unterschiedlichen Zahlenwerten „geklaut" und in ihrer Tasche verschwinden lassen. Die Zahlenwerte auf dem „geklauten" Stein sind genau die Zahlen, die an dem einen Ende und an dem anderen Ende des ausgelegten Spieles übrig bleiben und „erraten" werden müssen. Allerdings weiß sie nicht, welche Zahl sich an welcher Seite befindet. Während die Ärztin oder die Mitarbeiterin die Steine wieder einpackt, schmuggelt sie den „geklauten" Stein wieder ins Spiel zurück. Bei einem vollständigen Dominospiel passen die Endsteine einer Kette immer zusammen. Erster und letzter Stein sind identisch (ergeben einen geschlossenen Kreis). Wird das Kunststück wiederholt, muss die Zauberin heimlich den weggenommen Stein wieder in das Spiel schmuggeln und einen anderen Stein „klauen". Dann bleibt genau die Punktezahl von dem erneut weggenommenen Dominostein an dem einen und an dem anderen Ende übrig.

Tipps zum Handlungsablauf

- Nehmen Sie nie einen Stein mit zwei gleichen Motiven oder Zahlen, sonst funktioniert der Trick nicht!
- Jüngere Kinder sind manchmal damit überfordert, ein ganzes Set auszulegen, und es dauert zu lange. Sie können dann einzelne Steine aus einem kompletten Spiel

herausnehmen und nur eine kleinere Menge zur Auslage anbieten. Wichtig ist dabei, dass sie mit den Steinen, die Sie einsetzen wollen, vorher testen, ob Sie den Kreis schließen können. Enden mit der gleichen Punktzahl müssen einen Kreis ergeben. Von diesem Kreis „klauen" Sie einen Stein weg. Dann geben Sie die Dominosteine in ein schönes Säckchen, damit man nicht bemerkt, dass ein Stein fehlt und die Kinder dürfen die Steine daraufhin ausschütten und eine Dominoreihe auslegen. Bedingung ist, dass alle Steine in der Schlange einen passenden Platz bekommen müssen. Kein Stein darf übrig bleiben. Wenn die Kinder nicht alle Steine aneinander gelegt haben, klappt es nicht mit dem Fingerspitzengefühl.

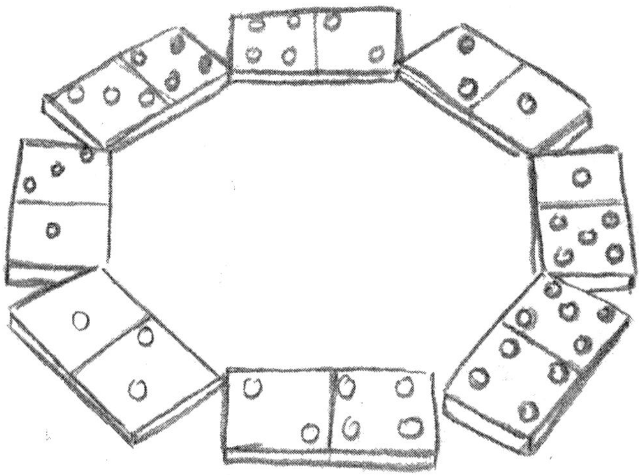

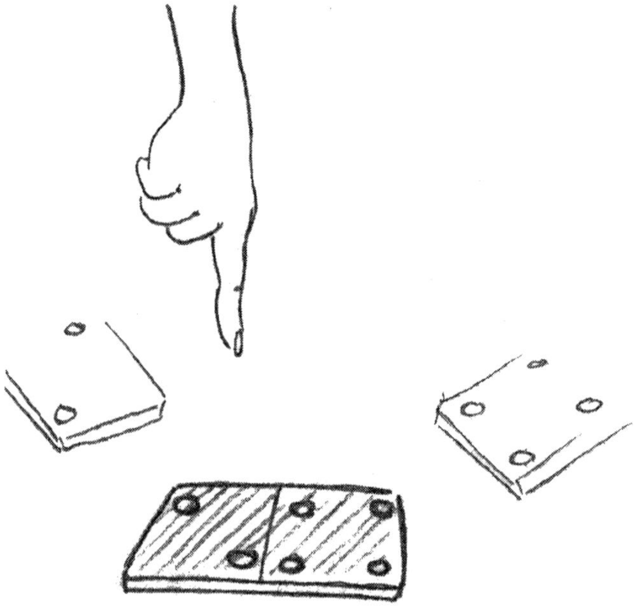

Therapeutische Tipps
Indem Sie bestimmen, wer die Steine umdrehen darf, können Sie gezielt einzelne Patientinnen stärken. Hier kommt einmal nicht der Schnellste, sondern die Jüngste oder der Schwächste zum Zuge.

Wenn es darum geht, eine schwierige Arzt-Patienten-Beziehung zu verbessern – weil das Kind vielleicht besonders ängstlich ist –, kann es hilfreich sein, wenn die Ärztin selbst ihr feines Fingerspitzengefühl zeigt. Wichtig: Hier immer etwas wage bleiben, denn Sie wissen nicht, an welchem Ende sich welche Zahl befindet. Zum Beispiel ist lediglich an dem einen Ende eine Drei und an dem anderen Ende eine Eins. Hört sich etwas kompliziert an, ist aber ganz leicht und sehr eindrücklich. Probieren Sie es aus.

Immer wenn der Aufbau einer guten Arzt-Patienten-Beziehung besonders schwierig erscheint, zum Beispiel bei Kindern mit ängstlichem Verhalten, kann „Das Wunder mit den Dominosteinen“ eine leichte und spielerische Möglichkeit sein, um einen guten Kontakt aufzubauen. Wenn man ein solches Kind auswählt, damit es den ersten und letzten Stein umdreht, fühlt es sich wahrgenommen und gewürdigt, was es ihm ermöglicht, sich zu öffnen und Vertrauen zu fassen.

Eine besondere Stärkung und Vertrauensübung ist es, wenn die Ärztin oder eine Mitarbeiterin den Stein durch die Hände des Kindes erspürt. Konkret: Das Kind legt seine Hand auf den ersten Stein und die Ärztin hält ihre Hand über die Hand oder legt sie auf die Hand des Kindes. (Mit ihrem feinen Fingerspitzengefühl wird sie ganz bestimmt den hilfreichsten Abstand wählen.) Sie sagt zum Kind: „Ich merke, du hast ein fantastisches Fingerspitzengefühl. Komm, wir konzentrieren uns gemeinsam, ich fühle es, du kannst mir die Antwort weitergeben, damit ich sie dann erspüren kann. So schaffen wir es gemeinsam!“ Den zweiten Stein erspüren Sie ebenso.

Die Zauberworte für dieses Zauberkunststück
Das feine Fingerspitzengefühl.
So schaffen wir das gemeinsam.
Mit ruhiger Hand,
ganz konzentriert und entspannt.
Ich bin sicher, das geht ganz prima!

5.2 Von nun an geht's voran!

Das Wunder: Ein Haargummi oder ein Ring wandert auf einem einfachen Haushaltsgummi wie von magischer Kraft nach oben.

Kontext: Ängstliche, mutlose oder negativ ausgerichtete Patienten vor der Behandlung.
Beispiel: Blinddarmoperation.
Ziel: Patient sieht bildlich, dass es bergauf und vorwärts geht.
Nebeneffekt: Ablenkung und Entspannung, Ermutigung.
Geeignet für: Alle von 3 bis 99 Jahren (bei älteren Patienten geeignete Metaphern verwenden).
Material: Ein handelsüblicher Gummiring, ca. 12–15 cm lang, wird an einer Stelle durchgeschnitten, 2 Frotteehaargummis in verschiedenen Farben oder ein Fingerring.
Für die Variationen: Es gibt Haargummis mit Motiven in unzähligen verschiedenen Ausführungen, die sich als Zugabeartikel eignen; kleine Mädchen freuen sich sehr darüber. Sehr gut geeignet sind ebenfalls Freundschaftsbänder, die auch von Jungen und Erwachsenen angenommen werden.

Fingerringe – für Erwachsene eignen sich z. B. die eigenen Ringe, für Kinder gibt es eine große Auswahl an Kinderringen.

Präsentationsbeispiel

Die Formulierungen in der folgenden Beschreibung sind auf Kinder ausgerichtet; weiter unten finden Sie auch eine Variante für Erwachsene.

Zauberärztin: *(Zauberärztin zeigt ein Haargummi.)* „Schau mal, das ist die Lola. Also, ich meine, du weißt natürlich, dass das ein Haargummi ist, aber in unserem Zauberspiel ist das jetzt die Lola. Die Lola, die kann manchmal ganz viel und manchmal traut sie sich überhaupt nichts. Kennst du das auch?"

Kind: *(nickt)* „Hmm." (Hier kommt das Yes-Set zum Einsatz.)

Zauberärztin: „Unsere Lola hier, die möchte gern nach oben, die möchte etwas erreichen, aber so einfach geht das nicht."

(Die Zauberärztin hält die Enden des Gummibands mit der aufgefädelten Lola – dem Haargummi – jeweils zwischen Daumen und Zeigefinger, wobei sie eine Hand höher hält als die andere. Damit das Gummiband in eine leichte Steigung kommt. Sie schubst mit der unteren Hand die Lola an, sodass sie ein bisschen nach oben rutschen kann, aber die Lola, rutscht immer sofort wieder nach unten zurück.)

Zauberärztin: „Die Lola probiert und probiert und kommt nicht weiter. Manchmal wird sie richtig wütend, weil es nicht klappt. Kennst du das auch, dass man einfach weiter nach oben möchte und es einfach nicht klappt."

Kind: „Ja, wie die Lola so stupsen kann, wie sie will, und dann klappt es doch nicht, das kenne ich."

Zauberärztin: „Genau. Und dann mag sie auf einmal nicht mehr. Sie bleibt unten und ist ganz traurig. Aber dann, ganz plötzlich hat sie eine Idee. Ihr fällt nämlich ihr Großvater ein. Der hat immer gesagt: ‚Wenn du nicht weißt, wie's geht, frag jemanden. Hol dir doch Hilfe!' Und genau das tut sie jetzt." *(Die Zauberärztin nimmt ein zweites Haargummi.)*

„Sie holt sich Hilfe von der Mut-Lola. Jetzt haben wir eine Mut-Lola und eine Angst-Lola."

(Die Zauberärztin fädelt das zweite Haargummi auf.)

„‚Weißt du was', sagt die Mut-Lola zur Angst-Lola, ‚zu zweit schaffen wir das.'"

(Die Zauberärztin wendet sich dem Kind zu.)

„Außerdem brauchen wir noch Mut-Puste von dir. Damit du gleich ganz kräftige, gute Mut-Puste hast, sagst du mir jetzt mal eine Sache, die du richtig gut gemacht hast, wo du ganz stolz warst und gedacht hast: ‚Wow! Super, dass ich das geschafft habe!' Überleg mal einen Moment. Wenn dir nichts einfällt, fragen wir die Mama oder den Papa, die wissen bestimmt etwas. Oder ich helfe dir dabei, denn manchmal, wenn's einem nicht gut geht, findet man nichts."

Kind: *(erzählt ein Ereignis)*

Zauberärztin: „Super! Erinnere dich mal daran und wie im Kinofilm siehst du dich wieder. In der Situation, in der du ganz stolz auf dich warst. Erinnere dich daran, wie sich das angefühlt hat. Mach ruhig die Augen zu, dann kannst du es vielleicht besser spüren und sehen.“ (Hier ist es gut, VAKOG mit einzubeziehen, s. Abschnitt 2.2.8.) *(Sie lässt dem Kind einen Moment Zeit.)*

„Kurz vorher ist man immer ein bisschen aufgeregt. Stimmt das?“ (Yes-Set wird eingeleitet.)

Kind: „Hmm, ja.“

Zauberärztin: „Aber du hast trotzdem weitergemacht.“

Kind: „Ja.“

Zauberärztin: „Du hast es geschafft!“

Kind: „Ja.“

Zauberärztin: „Klasse! Siehst du jetzt deine Mut-Situation? Bist du jetzt fest in deinem Gefühl? Spürst du sie und hörst du sie?“

Kind: „Ja.“

Zauberärztin: „Super! Dann kannst du jetzt pusten. Puste auf beide, auf die Mut-Lola und auf die Angst-Lola, auf die 3: 1 – 2 – 3!“ *(Das Kind pustet.)*

„Oh ja, das war gut. Ich glaube, jetzt haben sie noch gut Kraft von dir bekommen. Und ich glaube, die beiden gehen zusammen und mit deiner Mut-Puste gleich nach oben. Oh, schau mal!“ *(Die Haargummis wandern tatsächlich nach oben.)*

Kind: „Die gehen beide nach oben!“ *(Das Kind ist sichtlich erfreut und begeistert. Die Zauberärztin lässt die beiden Lolas ein Stück nach oben wandern, dann nimmt sie sie vom Gummiband und verknüpft die beiden Lolas miteinander.)*

Zauberärztin: „Guck mal, die beiden machen wir jetzt zur Schleife und du bekommst sie. Du darfst sie dir mitnehmen.

Die begleiten dich jetzt. Jetzt kannst du immer, wenn du sie brauchst, an diese mutige Situation denken und den Mut spüren."

Kind: „Darf ich mir die auch in die Haare machen?"

Zauberärztin: „Ja klar!"

Kind: „Toll!"

Zauberärztin: „Manchmal sind sie auch weg und kommen dann wieder, dann waren sie vielleicht bei einem anderen Kind und haben dem Mut gegeben. Und weißt du was? Wenn sie irgendwann mal ganz weg sind, dann heißt das, dass du sie nicht mehr brauchst, weil du den Mut schon in dir hast."

Das Geheimnis wird gelüftet

Das Geheimnis ist schlicht eine optische Täuschung: Es sind nicht die Haargummis, die wandern, sondern die Zauberin hält in ihrer unteren linken Hand ein längeres Ende des Gummibandes versteckt. Nachdem sie die beiden Lolas aufgefädelt hat, zieht sie das sichtbare Gummi etwas stramm und gibt vom längeren Ende in ihrer linken Hand immer ein Stückchen frei. Dadurch vergrößert sich der Abstand der Haargummis oder Ringe zur unteren Hand beständig und der Abstand zur oberen Hand scheint sich zu verringern (tatsächlich bleibt er gleich). Dies erzeugt den Eindruck, als wanderten die Lolas allmählich nach oben. Wichtig: die rechte Hand bleibt immer unbewegt.

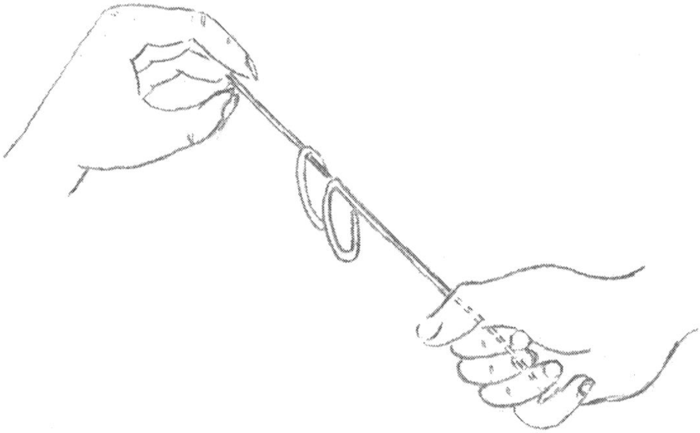

Tipps zum Handlungsablauf

- Die Anleitung oben richtet sich eher an Mädchen. Bei einem Jungen sollten die Haargummis oder Freundschaftsbänder natürlich Jungennamen bekommen.
- Dieses Zauberkunststück funktioniert auch mit Kinderringen, Stimmungsringen, Eheringen. Lassen Sie Ihrer Fantasie freien Lauf und experimentieren Sie. Die Variationen werden kostbar und hilfreich durch Hoffnungsmetaphern und -bilder, Rituale und die Ressourcenaktivierung. Indem Sie Ihr Wissen über Ihre kleinen oder großen Patienten einbeziehen, können Sie die Geschichte ganz individuell gestalten.
- Wichtig: Sie sollten dieses Zauberkunststück, das sich ganz leicht aus dem Stegreif zaubern lässt, dennoch gut üben, damit die Haargummis (oder was immer Sie auf-

gefädelt haben) geschmeidig zu laufen scheinen. Wenn es zu sehr ruckelt, könnte die optische Täuschung auffliegen, und wenn die Haargummis ans untere Ende zurückrutschen, verpufft die Wirkung.

Variation 1: Mit Kinderringen

Diese Variante mit Kinderringen funktioniert ganz genauso wie oben beschrieben, man kann auch ohne Weiteres mehrere Ringe auffädeln, beispielsweise wenn Geschwister, eine Freundin oder die Eltern unterstützend mit einbezogen werden (s. auch Variation 4). Die Steine in den Ringen haben die Neigung, sich früher oder später selbstständig zu machen. Kinder, die darauf nicht vorbereitet sind, können dann sehr verschreckt reagieren.

Erklären Sie dem Kind deshalb am Ende des Kunststücks unbedingt: „Es ist ganz normal, wenn der Stein irgendwann verschwindet. Manchmal verschwinden erst der Stein und dann der Ring, manchmal verschwinden sie beide auf einmal. Das ist sogar ein gutes Zeichen, denn es bedeutet, dass die Kraft nun in dir drin ist und du den Stein oder den Ring nicht mehr brauchst. Der ganze Mut ist vom Stein auf dich übergegangen. Vielleicht findest du ihn irgendwann sogar wieder, das kommt ab und zu vor. Das heißt dann, dass er eine Weile woanders helfen konnte, weil du ihn nicht mehr brauchst, aber er kommt trotzdem noch einmal für eine gewisse Zeit zu dir zurück."

Variation 2: Stärkung der Bindung zum Patienten

Zur Stärkung von Bindung/Kontakt kann man folgende Variation durchführen: Ärztin und Patient halten gemeinsam das Gummi, wobei der Patient das obere Ende hält und die Ärztin das untere, längere Ende, das sie nach und nach freigibt (s. unten). Bei dieser Variante steigen die Lolas oder Ringe zum Patienten hoch.

Variation 3: Für Erwachsene

Bei Erwachsenen bietet es sich an, deren eigene Ringe zu verwenden; Eheringe eignen sich beispielsweise ausgezeichnet. Wenn Sie mit einem Ehepaar arbeiten, bei dem Sie spüren, dass sie einander gut Kraft und Unterstützung geben, können Sie beide Eheringe gemeinsam steigen lassen. Als sichtbares Zeichen für die gemeinsame Unterstützung.

Bei Erwachsenen muss man das Kunststück natürlich in etwas andere Worte kleiden, damit sie sich auf das Experiment einlassen können. Immer wieder bewährt hat es sich, die therapeutische Intervention mit einem Hinweis auf die Kraft der Bilder einzuleiten. Sie könnten etwa Folgendes sagen: „Ich erfahre immer wieder, dass ein Bild mehr sagt als 1000 Worte. Deshalb möchte ich Ihnen jetzt anhand eines Bildes etwas zeigen. Es ist ein kleines Experiment, bei dem ich Sie um Ihre Mithilfe bitte. Sind Sie bereit? Es ist ganz leicht." Nach dieser Einleitung können Sie mit dem Kunststück beginnen.

Präsentationsbeispiel

„Das kennen Sie bestimmt auch: Sie wollen etwas unbedingt, Sie versuchen und versuchen es, aber es will nicht so recht klappen. Man verliert auch sehr viel Kraft bei diesem starken Bemühen.

Ich nehme Ihren Ring, fädele ihn auf das Gummiband auf und wünsche, dass er sich vorwärts bewegt. Ich stupse ihn an, und er geht auch ein Stückchen weiter, kommt aber sofort zurück. Was ich auch mache, er kommt zurück. Eine Anstrengung, die immer wieder ins Leere läuft.

Nun erinnern Sie sich einmal an eine Situation, eine ganz konkrete Situation, in der Sie etwas ganz leicht geschafft haben, mit Ruhe und Gelassenheit. Wenn Sie mögen, können Sie gerne die Augen schließen, um sich die Situation heranzuholen." *(Lassen Sie genügend Zeit für den*

Erinnerungsprozess; mit allen Sinnen nach dem VAKOG-Schema imaginieren, s. dazu auch Abschnitt 2.2.8).

„Vielleicht mögen Sie mir erzählen, woran Sie sich erinnern. Wann haben Sie etwas geschafft, was ganz leicht ging?" *(Sie geben ihm ein Ende des Gummibands zum Festhalten, fädeln den Ring auf und nehmen das andere, lange Ende des Gummis in die Hand.)*

„Wenn Sie die Situation jetzt wieder vor Augen haben, wenn Sie sie sehen und hören und sich an die Leichtigkeit erinnern, schaffen wir es gemeinsam, den Ring zu bewegen." *(Geben Sie nach und nach das verborgene Stück des Gummis frei, der Ring beginnt zu wandern. Wichtig: Das Gummi sollte nicht zu steil gehalten werden und nicht in sich verdreht sein!)*

Therapeutische Tipps

Ich beobachte häufig, dass Eltern oder Ärzte versuchen, Kinder von der Notwendigkeit einer Operation zu überzeugen oder sie zu überreden. Das halte ich nicht für wirksam: Ein Kind, das große Angst vor einer Operation hat – und in der Regel ist ja Angst die Ursache für dessen Verweigerungshaltung –, kann man nicht rational überzeugen. In diesen Fällen ist es ganz wichtig zu erkennen, dass wir Erwachsenen die Entscheidung treffen müssen. Wir können die Situation für das Kind erleichtern und entspannen, indem wir die unumstößliche Entscheidung etwa folgendermaßen formulieren: „Ich weiß, dass du das jetzt nicht möchtest, und das ist auch in Ordnung. Aber dein Körper ist krank, deswegen müssen wir es unbedingt tun – damit du gesund wirst." Damit akzeptieren wir die Haltung des Kindes, stellen den medizinischen Eingriff aber nicht zur Diskussion.

Bei diesem Zauberkunststück wird das Problem externalisiert: Die Mutlosigkeit des Kindes wird nicht in den Mittelpunkt gestellt und thematisiert, sondern seine Mutlosigkeit (die es ja loswerden darf) wird symbolisch auf das Haargummi übertragen. Das Kind hingegen wird ausschließlich mit seinen Fähigkeiten angesprochen. Nicht die Zauberärztin ist der Star, nicht sie zeigt, was sie kann. Ihre Funktion besteht vielmehr darin, dem Mädchen zu helfen, seinen eigenen Mut zu zeigen. Dies bedeutet: Das Kind ist der Star, ohne dessen Hilfe auch die Mut-Lola nichts ausrichten könnte!

Auch bei erwachsenen Patienten gilt: Externalisieren Sie alles, was belastet. Sprechen Sie Ihren Patienten immer mit seinen Fähigkeiten an. Der Patient gibt die Kraft, den Mut, seine Erfahrungen mit einer leicht gelungenen Situation, seine Beschwörungsformeln, mit deren Hilfe das Zauberkunststück erst gelingen kann.

Die Zauberworte für dieses Zauberkunststück
Du hast ihnen deine Kraft gegeben.
Gemeinsam schaffen sie es doch!
Mit deiner Zauberpuste kann es gelingen!
Mit Ruhe und Gelassenheit geht es leichter.

5.3 Der Ring der guten Wünsche

Das Wunder: Drei einzelne Seile werden je zu jeweils einem Seilring zusammengeknotet. Die Zauberin hat also drei Seilringe in ihrer Hand. Nach einem Zauberritual verbinden sich diese drei Seilringe zu einem einzigen großen Ring.
Kontext: Unterstützung der Familienangehörigen vor und nach Operationen.
Beispiel: Eltern machen angesichts ihrer eigenen Angst ihr Kind vor einer Operation noch nervöser, als es ohnehin schon

ist. Sie sagen beispielsweise: „Es tut nicht weh, du brauchst keine Angst zu haben“ etc.

Ziel: Angehörige dazu anleiten, (eigene) ängstliche und negative Erwartungen und Gedanken in gute Wunschbotschaften für den Patienten zu transformieren.

Geeignet für: Alle Erwachsenen und Kinder ab etwa 5 Jahren.

Material: Drei (vier oder fünf) Stücke Seil/Band mit 8 mm Durchmesser (wie dicke Schnürsenkel), am besten aus Baumwolle, die jeweils am Ende mit Glitzerklebeband in drei (vier oder fünf) verschiedenen Farben umwickelt sind.

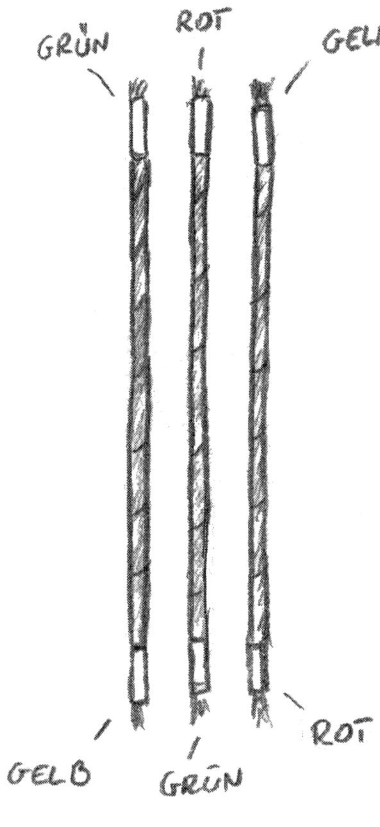

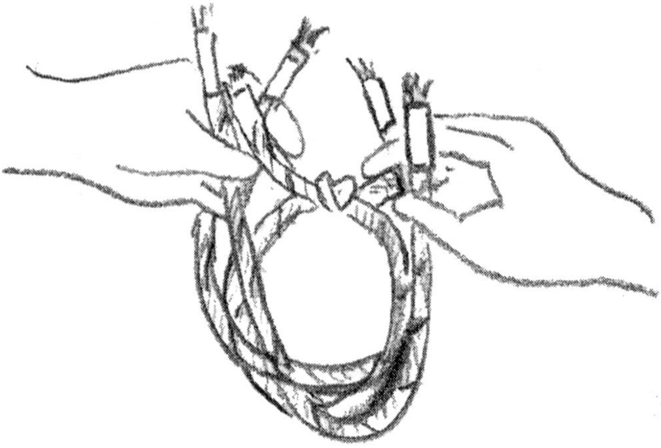

Das Geheimnis wird gelüftet
Bei den drei Seilen sind die Enden nicht gleich, sondern immer verschiedenartig (ein Ende rot, das andere grün usw.). Die verknoteten Seilenden ergeben also einen großen Ring.

Präsentationsbeispiel
Eine Familie war zum Vorgespräch in die Klinik gekommen. Der Mutter stand eine schwierige Operation bevor, die ganze Familie – Mutter, Vater und ihre kleine Tochter – waren dadurch belastet.
(Die Zauberärztin hält drei Seile in ihren Händen. Jedes Seil hat andersfarbige Enden: Die Enden des einen Seils sind mit grünem, die des zweiten mit rotem und die des dritten mit gelbem Glitzerband umwickelt.)
Zauberärztin: „Ich habe hier drei Seile. Jeder von Ihnen darf jetzt ein Seil zusammenknoten und dabei sich etwas

wünschen. Frau Moser sie dürfen heute beginnen. Welche Farbe mögen Sie denn am liebsten?“

Frau Moser: „Rot.“

Zauberärztin: *(reicht Frau Moser das Seil mit den roten Enden)* „Dann knoten Sie bitte das Seil mit den roten Enden fest zusammen und sagen Sie ihren Wunsch.“

Frau Moser: „Ich wünsche mir, ganz gut einzuschlafen und gut wieder aufzuwachen.“

Zauberärztin: „Und jetzt Herr Moser. Welche Farbe mögen Sie?“

Herr Moser: „Grün!“

Zauberärztin: *(reicht Herrn Moser das Seil mit den grünen Enden)* „Herr Moser. Welchen guten Wunsch möchten Sie einknoten und Ihrer Frau mitgeben?“

Herr Moser: „Ich wünsche ihr, dass sie nach der Operation keine Schmerzen hat.“

Zauberärztin: „Dann dürfen Sie diesen Wunsch jetzt einknoten. Schön. – Und nun du, Sabine. Für dich haben wir noch das Seil mit den schönen gelben Enden, mit der Sonnenfarbe. Was wünschst du der Mama?“

Sabine: „Ich wünsch der Mama, dass sie bald wieder mit mir Fahrrad fahren kann!“

Zauberärztin: *(hält Sabine das letzte Seil hin)* „Prima! Dann darfst du jetzt einen Knoten in dieses Seil machen und dabei ganz fest wünschen, dass die Mama bald wieder mit dir Fahrrad fahren kann.“

(Die Zauberärztin präsentiert auf ihrer Handfläche die jetzt geknoteten Seilringe.)

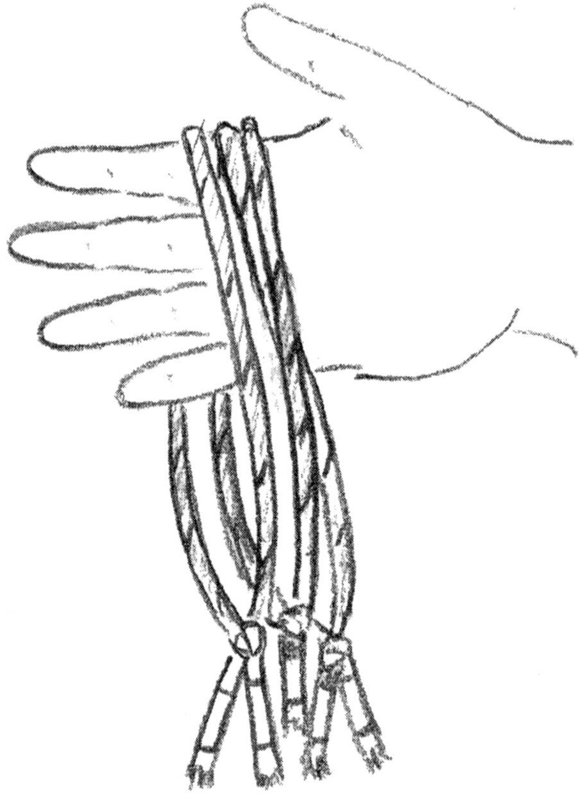

Zauberärztin: „Denken Sie nun ganz fest an die Erfüllung Ihrer Wünsche. Gemeinsam haben Sie viel gute Energie.“ *(Die Zauberärztin zählt bis drei, hält einen Seilring fest und wirft die anderen in die Luft. Dabei entsteht ein einzelner großer Ring.)*
„Dies ist der Ring mit Ihren guten Wünschen!“

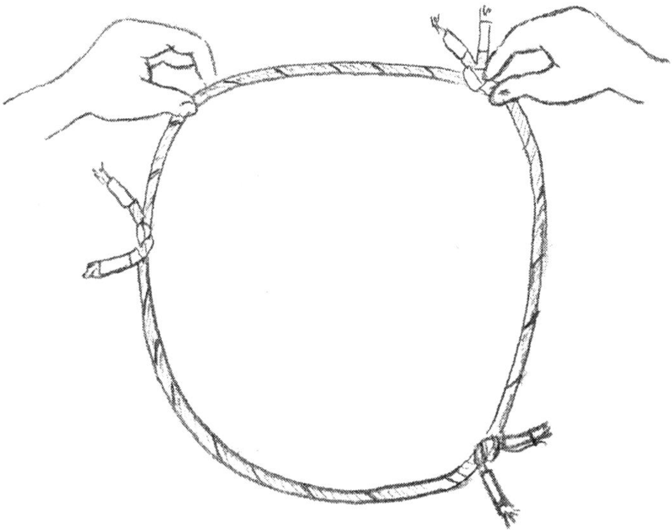

Tipps zum Handlungsablauf

- Damit die Seile immer einsetzbar sind und Sie spontan loslegen können, legen Sie alle Seile nebeneinander und verschlingen Sie sie miteinander. Die Schlinge können Sie ganz einfach aufziehen – und schon liegen die Seile richtig in Ihren Händen.
- Wenn Sie die Enden verknotet in der Hand halten, sehen sie automatisch wie drei Ringe aus. Zeigen Sie diese vermeintlichen drei Ringe, bis alle sie wahrgenommen haben, bevor Sie den großen Ring „öffnen“ und zeigen.

Variationen

Das Zauberkunststück ist auch für mehr Personen geeignet, wenn Sie – je nach Familiengröße – vier oder fünf Seile (eins pro Familienmitglied) verwenden.

Im Zweierkontakt nehmen Sie dennoch drei Seile: Jemand kann mehrere Wünsche einknoten oder Sie beziehen Mitarbeiterinnen ein, die auch gute Wünsche für die Patientin haben.

Therapeutische Tipps

Dieses Zauberkunststück ist eine spielerische Möglichkeit, belastete Situationen zu entkrampfen, in denen heftige Emotionen mitspielen.

Ich habe Eltern erlebt, die ihr Kind wie unter Schock in die Klinik trugen. Sie wirkten völlig starr, womöglich auch durch konkrete oder unbewusste – gegenseitige – Schuldvorwürfe. Zauberei dient hier als Brücke zu den positiven Fähigkeiten einer Familie, indem sie die positiven Wünsche der Familienmitglieder zu einer gemeinsamen Kraft verbindet. Mit dieser gemeinsamen Kraft und in Verbundenheit kann die Familie auch sehr schwierige Situationen und Krisen meistern.

Das gelingt mit „Zauberworten“, also mit positiven Formulierungen, Metaphern und Suggestionen. Deshalb formuliert die Zauberärztin negative Formulierungen um (wie diejenige von Herrn Moser in unserem Beispiel). Gut gemeinte Wünsche, die verbal auf Schweres hindeuten, helfen viel weniger als eine positive Vision. Die meisten Patienten freuen sich über die positiven Formulierungen und nehmen sie freudig an.

Bei Sabine gibt die Zauberärztin einige Ideen vor, um sie positiv einzustimmen. Wesentlich ist immer, den Wunsch der einzelnen Familienmitglieder zu treffen, also einen eindeutigen Konsens, ein erlebtes Miteinander entstehen zu lassen. Das ist es, was trägt.

Die Zauberworte in diesem Zauberkunststück

Ihre Verbundenheit,
Ihre gemeinsamen guten Wünsche
sowie alle positiven Wünsche und Visionen.

5.4 Ein cooles Team

Das Wunder: Der Patient zieht aus einem Kartenspiel irgendeine Karte und merkt sie sich. Die Karte wird ins Kartenspiel zurückgesteckt, und nach einem Schnipsen auf das Kartenspiel ist die Patientenkarte, die irgendwo zwischen allen anderen Karten steckt, wie von Geisterhand umgedreht.
Kontext: Jugendliche mit Antihaltung, die sich der Kooperation verweigern.
Beispiel: Jugendliche sind so sehr in ihrer ablehnenden Haltung verhaftet, dass kein Zugang zu ihnen möglich scheint. Sie hören beispielsweise nicht zu, wenn ihnen Operationsvorbereitungen o. Ä. erklärt werden.
Ziel: Jugendliche für die Kooperation gewinnen.
Geeignet für: In erster Linie für Null-Bock-Jugendliche, „coole" Teenager, aber auch alle anderen „sperrigen" Patienten.
Material: Ein einfaches Kartenspiel (Skat oder Rommé).

Präsentationsbeispiel:
Als Simon, ein Jugendlicher, ins Sprechzimmer kommt, sitzt der Arzt am Schreibtisch und spielt scheinbar gedankenverloren mit einem Kartenspiel in seinen Händen. Er begrüßt den Jugendlichen und macht ihm einen Vorschlag:
Zauberarzt: „Wir machen heute erst mal was ganz anderes, okay?"
Simon: „Hm."
Zauberarzt: „Ich habe hier ein Kartenspiel und will einmal sehen, ob wir miteinander zaubern können! – Zieh einfach eine Karte, ich drehe mich so lange um. Du schaust dir die Karte gut an und merkst sie dir."
Simon: „Wenn's weiter nichts ist."
Zauberarzt: „Karte gut gemerkt?"
Simon: „Ja, klar."

Zauberarzt: „Super. Ich drehe mich jetzt wieder um und dann gibst du mir die Karte bitte mit der Rückseite nach oben, sodass ich den Wert der Karte nicht sehen kann."

Zauberarzt: „Ich stecke die Karte wieder zurück ins Spiel. Wo soll ich sie reinschieben: oben, mehr in der Mitte oder weiter unten?"

Simon: „In die Mitte."

Zauberarzt: „Okay." *(Der Zauberarzt macht Hokuspokus und Simsalabim und zeigt eine Karte.)*

Zauberarzt: „Die war's."

Simon: *(schüttelt den Kopf.)*

Zauberarzt: „Nicht? Oh, na so was, dumm gelaufen. Ich glaube, ich brauche deine Energie dazu. Mit deiner Energie klappt's bestimmt: Schnippst du oder klopfst du bitte mal auf das Kartenspiel."

Simon: *(klopft auf den Kartenstapel.)*

Zauberarzt: „Okay, super." *(Der Zauberarzt fächert das Kartenspiel mit Bildseite nach oben auf.)*

Zauberarzt: „Oh, da ist ja eine Karte umgedreht. Eine einzige Karte ist umgedreht. Das wäre ja ein Ding, wenn das deine Karte wäre. – Welche Karte hattest du denn?"

Simon: „Pik König."

Zauberarzt: „Okay, dann schau mal die umgedrehte Karte an! – Na?!"

Simon: „Hey, Pik König!"

Zauberarzt: „Wunderbar klappt das mit uns beiden! Gutes Team!"

Das Geheimnis wird gelüftet

Das aufgefächerte Kartenspiel wird dem Patienten mit der Rückseite nach oben gezeigt. Sie lassen den Patienten eine Karte ziehen und schieben den Fächer wieder zum Stapel zusammen.

Dann drehen Sie sich mit dem Stapel in der Hand um und sagen: „Bitte die Karte gut anschauen und merken."

Während Sie dem Patienten den Rücken zudrehen, wenden Sie das Kartenspiel. Sie sehen die oberste Karte des Stapels nun von ihrer Vorderseite, also mit dem Motiv. Drehen Sie diese oberste Karte um, sodass ihre Rückseite oben auf dem Kartenspiel zu sehen ist. Wenden Sie sich wieder dem Patienten zu und stecken Sie seine Karte mit der Rückseite nach oben zurück ins Kartenspiel, dadurch liegt diese Karte automatisch falsch herum im Spiel.

Damit Sie die oberste Karte nicht heimlich zurückdrehen müssen, nehmen Sie einfach die Hand auf den Kartenstapel und tun so, als zögen Sie die oberste Karte irgendwo aus dem Kartenspiel heraus: „Das war deine Karte!" Natürlich ist es die falsche. Deshalb brauchen Sie ja auch die Hilfe des Patienten, den Sie auf das Kartenspiel schnipsen lassen. Wenn Sie nun das Kartenspiel mit der Bildseite nach oben auffächern, liegt die Karte des Patienten als einzige mit dem Rücken nach oben im Spiel.

Tipps zum Handlungsablauf

- Dieses Kunststück ist ein echter Knaller – aber nur, wenn es gut vorgeführt wird. Versprechen Sie sich deshalb, es erst zu zeigen, wenn Sie sich in der Ausführung sehr sicher sind.
- Bitte denken daran: Der Patient soll seine Karte benennen, bevor Sie sie umdrehen und zeigen, das erhöht den Effekt enorm.
- Das Ziehen der „falschen" Karte erleichtert zum einen die Durchführung, zum anderen verdeutlicht es, dass Sie zum guten Gelingen die Hilfe des Patienten brauchen, genau wie seine Mitarbeit im Behandlungsprozess.
- Bei jüngeren Kindern nehmen Sie am besten ein Kartenspiel mit einfachen Motiven.

Therapeutische Tipps
Fragen Sie niemals „Willst du mit mir zaubern?" oder „Willst du eine Karte ziehen?" Die Gefahr eines „No-Sets" ist zu groß. Formulieren Sie Handlungsanweisungen freundlich-bestimmt; im Fallbeispiel finden Sie einige Anregungen dazu.

Bei manchen Patienten hat es eine gute Wirkung, wenn Sie mit einem Gold- oder Glitzerstift gute Wünsche auf die Karte schreiben, die der Patient mitnehmen darf.

Die Zauberworte in diesem Zauberkunststück
Deine besondere, umgedrehte Karte.
Mit deiner Energie geht's bestimmt!
Wir sind ein gutes Team.
Das sieht gut aus!

5.5 Kraftzauber oder „Das stärkste Kind der Welt"

Das Wunder: Das Kind legt eine Hand auf seinen Kopf und diese Hand kann nicht oder nur mit sehr viel Kraft weggezogen werden.
Kontext: Das Kind traut sich zu wenig zu oder die Eltern trauen ihrem Kind zu wenig zu.
Beispiel: Nach einer Operation oder Behandlung traut ein Kind sich nicht zu, sich zu belasten, neue Schritte zu gehen, den Körper zu trainieren und/oder die Eltern sind übervorsichtig und ängstlich und blockieren das Kind dadurch.
Ziel: Dem Kind ein Kraftritual beibringen, das es in sich aufnimmt und wodurch es unmittelbar seine „neue" Kraft leibhaftig erfährt.
Geeignet für: Mutlose und sich schwach fühlende Kinder ab 4 Jahren und in modifizierter Form sogar für einige Erwachsene.

Präsentationsbeispiel

Zauberärztin: „Wir machen jetzt aus dir ein ganz starkes Kind. Zuerst machen wir einen Test. Leg mal deine Hand flach auf den Kopf."

Kind: *(legt eine Hand auf seinen Kopf.)*

Zauberärztin: *(umfasst das Handgelenk dieser Hand)* „Jetzt vor dem Kraftzauber geht die Hand bestimmt ganz leicht weg." *(Die Zauberärztin zieht die Hand mühelos nach oben weg.)*

„Merkst du's, es geht ganz leicht. Aber jetzt machen wir einen Kraftzauber. Durch den geben wir dir ganz viel Kraft. Ich zeige dir, wie das geht." *(Die Zauberärztin zeigt dem Kind, dass es die Kraft mit gekreuzten oder nebeneinanderliegenden Händen annehmen kann.)*

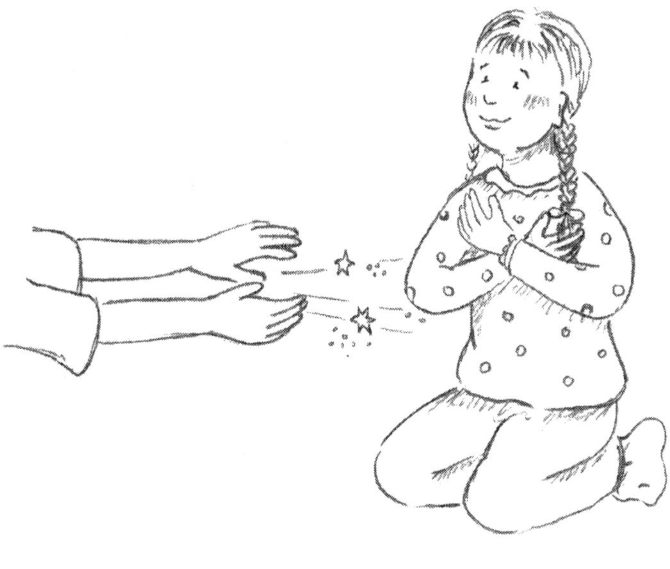

Zauberärztin: „Wenn die Kraft kommt, willst du sie so annehmen *(die Ärztin hält ihre Hände überkreuzt)* oder willst du die Kraft so annehmen *(die Ärztin hält ihre Hände*

nebeneinander)? Was ist besser für dich? Wenn die Kraft kommt, nimmst du sie so an oder lieber so?" *(Lassen Sie dem Kind die Wahl über das* **Wie***, aber fragen Sie es nicht, ob es die Kraft annehmen möchte. Wenn es jetzt ‚Nein' sagen würde, müssten Sie von vorne anfangen.)*

Zauberärztin: „O. k., ich sage jetzt dreimal zu dir ‚Kraft!', und jedes Mal machst du die Hände wie ein Körbchen, in das gebe ich dir dann die Kraft hinein. ‚Kraft! Kraft! Kraft!' Gut! Öffne dein Körbchen noch einmal, ich gebe dir noch etwas: ‚Du schaffst es! Du schaffst es! Du schaffst es! Ich glaube an dich! Ich glaube an dich! Ich glaube an dich! Jetzt ist es wichtig, dass du es selbst noch einmal sagst. Denn das Allerwichtigste ist … sich selbst Kraft zu geben."

Kind: *(die Ärztin kann leise mitsprechen, um das Kind zu unterstützen)* „Kraft! Kraft! Kraft! Ich schaffe es! Ich schaffe es! Ich schaffe es! Ich glaube an mich! Ich glaube an mich! Ich glaube an mich!"

Zauberärztin: „Jetzt leg die Hand wieder auf den Kopf. Spür mal, wie die ganze Kraft, die du eben bekommen hast, bei dir ist. Spür mal die Kraft, die von außen gekommen ist und vor allem die, die du dir selbst gegeben hast. Und spür mal, dass du es schaffst, dass ich an dich glaube, und das Wichtigste, dass du die Kraft selbst angenommen hast. Dass du es schaffst, dass du an dich glaubst. Lass die Kraft in deinen Körper strömen! Wie ein Schutzmantel von oben über die Schultern, den Oberkörper, die Arme, die Hände, den Bauch und die Beine bis hin zu den Füßen. Lass dir Zeit, und wenn der Schutzmantel unten bei den Füßen angekommen ist, dann nickst du mit dem Kopf."
(Das Kind nickt.)

Zauberärztin: „Super! Ich ziehe jetzt an deiner Hand, und die Hand bleibt auf deinem Kopf."

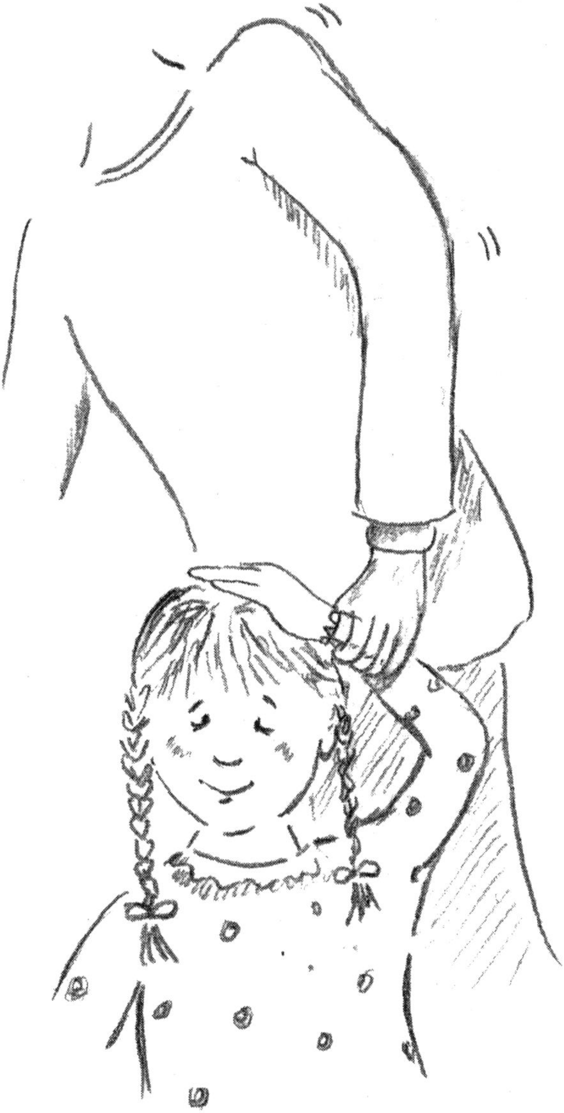

(Wichtig: Achten Sie an dieser Stelle darauf, dass der Fokus jetzt ist: Die Hand bleibt auf dem Kopf. Im Seminar sagen manche Teilnehmer: „Die Hand geht nicht mehr weg“, das Kind hört „weg“, und – zack – die Hand geht weg. Die Ärztin umfasst wieder das Handgelenk und zieht nach oben, aber sie kann die Hand nicht mehr wegziehen.)

Zauberärztin: „Wow! Schau mal, wie stark du geworden bist. Deine Eltern werden ganz schön staunen, was für ein Kraftkind sie bekommen haben, wenn du deine Hand so fest auf den Kopf zaubern kannst. Wunderbar! Die Kraft ist angekommen. Herzlichen Glückwunsch. Du bist ein starkes Kind! Bleib jetzt gut in deiner Kraft und überlege dir jetzt, wem du heute und morgen, diese Kraft zeigen möchtest *(Vision aufbauen)*. Wie die staunen werden, welche Kraft du bekommen hast. Und wenn du dann noch sagen kannst *(Zauberärztin macht eine Siegerpose)*: ‚Ich habe mir auch noch das Heilserum (angstfreier Ausdruck für Impfung) geben lassen‘, das ist doch super!“

Pädagogisch-therapeutische Anregung

Das Kunststück eignet sich besonders *vor* der Behandlung: für ängstliche und sich schwach fühlende Kinder zur Aufmunterung und Stärkung, sich etwas zuzutrauen und um die Angst vor der Behandlung zu reduzieren.

Nach der Behandlung: für eher „bockige“ und Null-Bock-Kinder zur Steigerung der Motivation und als „Zuckerl“ für die Mitarbeit bei der Behandlung am besten eingesetzt.

Variation: Ritual zur Aktivierung der eigenen inneren Kraft für ältere Kinder oder Jugendliche

Präsentationsbeispiel

Zauberärztin: „Erinnere dich an eine Situation, in der du ganz gelassen und klug warst."

(Lassen Sie sich nun die Situation erzählen. Dann zu dieser Situation ein ganz besonders positives ressourcenstärkendes Körpergefühl erinnern lassen. Schließlich leiten Sie das Kind an, die Situation mit allen Sinnen nach dem VAKOG-Schema zu imaginieren; s. dazu auch Abschnitt 2.2.8).

Zauberärztin: „Nun leg die Hand auf den Kopf und diese Sicherheit und das Können fließt über den ganzen Körper und durch dich hindurch. Die Sicherheit von der Hand verbreitet sich über den Kopf und von da aus über den Hals und beide Schultern, Sicherheit und Kompetenz fließen in beide Arme. Ich spüre Sicherheit und Kompetenz, das geht durch den ganzen Körper bis runter zu den Füßen. Und diese Sicherheit ist vielleicht wie ein warmer, feiner Strom oder wie warme, weiche, sichere Kraft. Oder ganz anders, so, wie sie sich für dich am besten anfühlt. Überall strömt sie durch deinen Körper und hinterlässt in jeder Zelle ihre Gelassenheit und Kompetenz. Und wenn der Zeitpunkt gekommen ist, dass du ganz erfüllt bist von diesem Gefühl der Sicherheit und Kompetenz, dann nickst du mit dem Kopf." *(Das Nicken ist nur für Jugendliche, Erwachsene bekommen diese Anweisung nicht.)*

„Du hältst sie jetzt fest, diese Sicherheit, und sie bleibt so ganz bei dir. Über deine Hand bist du verbunden mit dir, und wenn du diese Verbindung von deiner Hand mit dem ganzen Körper spürst, dann nickst du wieder mit dem Kopf. Lass dir Zeit beim Spüren dieses Gefühls, mit dir selbst verbunden zu sein."

Jugendlicher: *(nickt.)*
Zauberärztin: *(geht zum ihm.)* „Du bleibst bei dieser Kraft, und wenn ich nun von außen komme und deine Hand nach oben ziehen möchte, dann bleibt deine Hand sicher und kraftvoll auf dem Kopf und ich kann mich anstrengen, so viel ich will, ich habe keine Chance. Du bleibst mir dir verbunden."

Therapeutische Tipps
Es kommt vor, dass ein Jugendlicher kein positives Erlebnis erzählen kann oder nur ein minimal positives Erlebnis, das für ihn aber eigentlich nicht zufriedenstellend ist. In diesen Fällen kann man erfragen, welches schöne und machbare Erlebnis der Jugendliche sich wünschen würde, sich aber noch nicht getraut hat. Dieses Erlebnis wird dann nach dem VAKOG-Schema, das alle fünf Sinne mit einbezieht, imaginiert (s. dazu auch Abschnitt 2.2.8). Durch die Kraft der Gedanken bleibt die Hand auch hier fest auf dem Kopf: „Spürst du, wie stark die Kraft ist? Selbst wenn man sich die Kraft und Kompetenz nur vorstellt, hat das eine so starke Wirkung."

Weitere Variationsmöglichkeiten
Dieses Ritual des Kraftzaubers kann abgewandelt werden zu:
- Schutzzauber
- Beruhigungszauber
- Gelassenheitszauber
- Mutzauber
- Geborgenheitszauber
- oder was man gerade braucht.

Manchmal ist es sehr wichtig für das Kind, eine Rückfallprophylaxe einzubauen und das Kind darauf vorzubereiten, was es tun kann, wenn der Schutz-, Beruhigungs- oder Kraftzauber seine Wirkung verliert.

Dieses Zauberkunststück bietet eine große Bandbreite an Einsatzmöglichkeiten. Es wirkt nicht nur bei Kindern und Jugendlichen, sondern auch bei Erwachsenen. Dazu berichtet die Zaubertherapeutin und Psychologin Birgit Kastenhuber von ihrer Arbeit mit einer 77-jährigen depressiven Patientin.

Fallbeispiel: Dialysepatientin

Die Behandlung begann in einem Zwangskontext, denn die Patientin war von den Ärzten der Klinik zur psychotherapeutischen Behandlung geschickt worden. Die Therapeutin spürte eine starke Ablehnung der Patientin. Zunächst ging es darum, in einen guten Kontakt mit der Patientin zu kommen. Die alte Dame musste mit der sehr belastenden Situation klarkommen, dass sie sich alle zwei Tage einer Dialyse unterziehen musste. Im Gespräch darüber, wie viel Kraft diese lebenserhaltende Behandlung koste, erinnerte sich die Therapeutin an das Zauberkunststück vom stärksten Kind der Welt, das sie kürzlich in der Zauberausbildung gelernt hatte.

Sie erzählte der Patientin zunächst von diesem Zauberkunststück, wie es funktioniert und wie gut es bei Kindern wirkt. Als ehemalige Pädagogin fühlte sich die alte Dame sehr angesprochen, und sie stimmte zu, sich auf das Experiment einzulassen und das Kunststück auszuprobieren. Die Stunde verlief sehr heiter und entspannt. Die Erfahrung war, dass das Kunststück auch bei Menschen im hohen Alter noch gut angenommen wird.

In der nächsten Stunde fragte die Therapeutin die Patientin, wie es ihr in der Zwischenzeit ergangen sei. Die alte Dame erzählte, dass sie zu Hause versehentlich ohne ihr Notarmband zur Toilette gegangen sei und dann sei sie nicht mehr hochgekommen. Sie sei ziemlich verzweifelt gewesen und habe schon an das Schlimmste gedacht, als ihr der Kraftzauber plötzlich wieder eingefallen sei – und damit schaffte sie es!

5.6 Kartenkunststück mit acht Zauberkarten

Dieses einfache Kunststück entfaltet seine gute Wirkung durch Elemente aus der Hypnotherapie und der zauberhaften Imagination. Es ist sehr hilfreich im Kranken- und Sprechzimmer.

Das Wunder: Das Zauberstethoskop oder ein Zauberstab oder der Zahnarztspiegel findet eine geheime Karte.
Kontext: In Arztpraxen, im Krankenhaus, in Zahnarztpraxen.
Beispiel: Dieses Kunststück kann leicht auch mit mehreren Kindern beispielsweise Geschwistern oder bei Zahnprophylaxeterminen in Kindergärten und Schulen durchgeführt werden.
Ziel: Unruhige Kinder zur Konzentration und Aufmerksamkeit bringen.
Material: 8 Karten, zum Beispiel Motivkarten für jüngere Kinder, Spielkarten für Jugendliche. Oder Karten mit stärkenden Motiven (sogenannte Ressourcenkarten). Ganz besonders schön ist es, wenn die Kinder ihre eigenen Lieblingskarten mitbringen, mit denen dann gezaubert wird. Diese Aufgabe lenkt bereits von der Angsttrance in eine positive Neugier. „Medium", mit dessen Hilfe die Zauberkarte gefunden wird. Besonders gut geeignet ist ein Stethoskop, ein Reflexhämmerchen oder ein Zauberstab; in der Zahnarztpraxis kann der Spiegel die Karten „abfotografieren" und nachher die richtige Karte finden.

Präsentationsbeispiel

(Dem Kind werden insgesamt acht Zauberkarten mit der Bildseite nach oben vorgelegt. Sie lassen das „Medium“ in einigem Abstand magisch über den Karten kreisen.)

Zauberärztin: „Das Zauberstethoskop betrachtet sich alle Karten ganz genau und nimmt alle Bilder in sich auf. Du darfst dir jetzt eine Karte aussuchen und sie dir ganz genau ansehen – genau wie das Zauberstethoskop – und sie dir merken. Ich drehe mich dabei um, damit ich nicht sehe, wo deine Augen hingehen.“ *(Kleinere Kinder sollen der Mutter/Begleitperson die ausgesuchte Karte zeigen. Die Zauberärztin nimmt die Karten zusammen und mischt sie. Sodann werden sie in zwei Stapeln abgelegt – immer im Wechsel eine Karte links, eine Karte rechts legen.)*

Zauberärztin: „Welchen Stapel sollen wir uns anschauen?“ *(Die Zauberärztin fächert den ausgesuchten Stapel auf und hält sie dem Kind hin.)*

Zauberärztin: „Ist deine Karte dabei?" *(Wenn die ausgewählte Karte im Stapel ist, wird der Stapel auf den anderen Stapel gelegt. Ist die ausgewählte Karte dagegen nicht dabei, wird der Stapel unter den anderen geschoben. Nun werden die Karten erneut auf zwei Stapel verteilt, wie oben beschrieben.)*

Zauberärztin: „Such dir noch einmal einen Stapel aus. Na, ist die Karte noch da oder ist sie schon weggezaubert? Okay, und jetzt noch ein letztes Mal.“ *(Die Stapel werden ein drittes Mal sortiert und angeschaut.)* „So, jetzt wollen wir mal sehen, ob das Zauberstethoskop mit der Hilfe deiner Zauberkraft die richtige Karte findet!“ *(Die acht Karten werden mit der Rückseite nach oben ausgelegt, und zwar in scheinbarem Chaos kreuz und quer. Die dritte Karte ist die gewählte Karte. Entscheidend ist, dass Sie die Karten in einer Struktur auslegen, die Sie sich merken können, zum*

Beispiel die ersten drei annähernd senkrecht und die weiteren eher sehr schräg.)
„Kannst du dir deine Karte ganz, ganz genau vorstellen und dem Zauberstethoskop helfen, indem du ihm das Bild deiner Karte rüberpustest? – Zauberstethoskop, hast du das Bild?“ *(Die Ärztin macht eine magische Bewegung mit dem Zauberstethoskop, um zu demonstrieren, dass sie weiß, welches Bild das Kind ausgewählt hat. Dann führt sie das Zauberstethoskop suchend über alle Karten und stoppt über einer Karte.)*
„Das muss sie sein! Was war denn auf deiner Karte drauf?“
Kind: *(verrät sein Kartenmotiv.)*
Zauberärztin: „Aha, dann darfst du jetzt diese Karte umdrehen! Und – stimmt's? Super! Ja, das ist ja toll, wie du deine Karte in das Zauberstethoskop hineingezaubert hast!“

Das Geheimnis wird gelüftet

Acht Karten auslegen; eine Karte aussuchen lassen; Karten zusammennehmen und mischen vom Zuschauer abheben lassen!

Karten in zwei Stapeln ablegen: immer im Wechsel eine Karte rechts, eine Karte links legen; das Kind darf entscheiden, welcher der beiden Stapel ihm gezeigt werden soll und sagt, ob die gewählte Karte dabei ist. Wenn „Ja“, kommt dieser Stapel auf den anderen, wenn „Nein“ unter den anderen Stapel; diesen Vorgang dreimal wiederholen. Dann Karten mit der Rückseite nach oben auslegen; die dritte Karte von oben ist die vom Zuschauer gewählte Karte. Beim Vorführen sollten Sie zur Ablenkung darauf achten, beim Stapelsortieren Blickkontakt mit dem zu Bezaubernden zu halten, statt auf Ihre Hände zu sehen.

Tipp
Bei einer „Zauberpanne“ – also wenn die Zauberärztin sich nicht mehr erinnert, wo sie die dritte Karte hingelegt hat, und eine falsche Karte auftaucht, liegt es daran, dass sie den Zauberspruch vergessen hat. Dann wieder von vorne anfangen und sich gut merken, wo die dritte Karte hingelegt wurde.

Variation: Ein Kind druckt während einer Behandlung eine geheime Karte
Materialien wie oben, zusätzlich ein Zauberdrucker: ein Säckchen von ungefähr DIN A4-Format dient als verzauberter Drucker; sehr schön ist ein Samtsäckchen.

Diese Variation ist besonders geeignet für Kinder, die auf dem Behandlungsstuhl sehr unruhig sind und möglicherweise überraschende heftige Bewegungen mit den Händen ausführen. Die Aufmerksamkeit des Kindes wird während der Behandlung auf zauberhafte Art positiv gelenkt, sodass das Kind während der Untersuchung/Behandlung abgelenkt ist und ruhig und entspannt bleibt.

Präsentationsbeispiel
(Dem Kind werden insgesamt acht Karten vorgelegt, von denen es eine aussuchen und sich das Motiv merken soll. Kleinere Kinder sollen der Mutter/Begleitperson die ausgesuchte Karte zeigen. Der Zauberarzt nimmt die Karten zusammen und mischt sie. Sodann werden sie in zwei Stapeln abgelegt: immer im Wechsel eine Karte links, eine Karte rechts ablegen.)
Zauberarzt: „Jetzt darfst du dir einen Stapel aussuchen, die Karten ansehen, und dann sagst du mir, ob deine Karte dabei war.“ *(Wenn die Karte dabei ist, kommt dieser Stapel auf den anderen, wenn nicht, wird er unter den anderen Stapel geschoben.)*

Zauberarzt: „Natürlich wollen wir ganz genau zaubern, und deshalb machen wir dasselbe noch einmal: Suchst du dir noch mal einen Stapel aus und schaust ihn durch? – Na, ist die Karte noch da oder ist sie schon weggezaubert? Okay, und jetzt noch ein letztes Mal." *(Den Vorgang des Stapelsortierens insgesamt also drei Mal durchlaufen. Nach dem dritten Durchlauf zieht der Zauberarzt die dritte Karte von oben – das ist die vom Kind gemerkte Karte! – unauffällig aus dem Stapel heraus und schiebt sie als unterste unter den Stapel. Dann bringt er das Kind mit zwei oder drei Fragen zunächst in ein Yes-Set.)*
Zauberarzt: „Habt ihr einen Drucker zu Hause?"
Kind: „Ja."
Zauberarzt: „Wahrscheinlich ist der grau oder schwarz, stimmt's?"
Kind: „Ja."
Zauberarzt: *(zeigt dem Kind den Zauberdrucker, das Säckchen)* „Schau mal, ich habe hier einen Zauberdrucker. Der sieht überhaupt nicht aus wie ein Drucker. Er ist knallrot und er ist ein echter Zauberdrucker und mit dem wollen wir jetzt zaubern. Und zwar nehme ich jetzt irgendeine Karte aus diesem Kartenspiel, diesem Stapel *(er zieht die unterste Karte heraus)*, und ich stecke sie da rein *(er schiebt die Karte in den Zauberdrucker)* und du hast ja noch das Bild und die Farben von der Karte im Kopf. Stimmt das?"
Kind: „Ja."
Zauberarzt: „Genau. Und jetzt legst du diese Hand *(er zeigt auf die Hand, die er nicht für die Blutabnahme oder Spritze braucht)* in den Zauberdrucker rein, hier oben an den Anfang der Karte … super … und von deinem Kopf aus lässt du jetzt die Farben und Formen in Gedanken da herunterfließen … ich zeige dir das mal *(er fährt mit seiner Hand vom Kopf des Kindes über seine Schulter, den Arm,*

die Hand bis zu den Fingern) … durch die Schulter, den Arm, die Hand und die Fingerspitzen lässt du die Farben und Formen in die Karte fließen. Und dann gehst du mit der Hand im Zauberdrucker über die Karte: hin und her und rauf und runter und hin und her und rauf und runter *(dies wird mehrmals in einem etwas leiernden Singsang wiederholt, diesen Singsang-Part kann sehr gut auch die Begleitperson des Kindes übernehmen, vor allem bei jüngeren Kindern wirkt das sehr unterstützend)* und das kannst du auch mitsprechen … hin und her und rauf und runter, wie so ein Drucker das macht. Und dann die Farbe und die Form, alles da hinein drucken … Und wenn nachher da deine Karte drin wäre – das wäre spitze, das wär doch wunderbar! Und in dieser Zeit … Ich habe ja versprochen, wir machen es ganz leicht, wenn du das Heilserum heute bekommst, dass du das gar nicht merkst. Jetzt sind wir schon ganz am Ende und du drückst noch einmal mit deiner Hand ganz fest auf die Karte. Und jetzt sag mal: Welches Bild hast du gedruckt?"

Kind: *(beispielsweise)* „Den Clown."

Zauberarzt: „Dann zieh mal raus. – Tatsächlich: der Clown! Super!"

Tipps zum Handlungsablauf

Das Stapeln der Karten erfolgt genauso wie bei der ersten Ausführungsform beschrieben. Hier schieben Sie die gesuchte Karte allerdings in den Zauberdrucker.

Wenn es sich um billigere Karten handelt, können Sie die Karte dem Kind mitgeben und sagen: „Jetzt kannst du jedem zeigen, was du für eine tolle Karte gedruckt hast. Wenn jemand nicht glaubt, dass wir eine Zauberpraxis sind: Dann kann er bei uns anrufen."

Falls es erforderlich ist, die Konzentration des Kindes stärker von der ärztlichen Behandlung abzulenken, bitten Sie das Kind, mit der freien Hand zu zeigen, wo im Körper die Farben und Formen auf ihrem Weg zur Karte gerade sind. Um vom Einstich einer Spritzennadel abzulenken, kann die Mitarbeiterin „feststellen", dass der Zauberdruckprozess unterstützt werden muss, weil der Drucker hängt oder die Farben stärker fließen sollen. Zur Unterstützung drückt sie im Moment des Einstichs stärker auf die Hand im Zauberdrucker.

5.7 Die Feenrakete

Die Feenrakete mit ihrer Zaubergeschichte begleitet mich in meiner beruflichen Entwicklung schon sehr lange und so entwickelt sie sich mit mir ständig weiter. In ihre Präsentation sind viele feine Suggestionen und Tranceelemente eingestreut. Zudem haben sich die Rituale mit dem „Feenstaub" und dem „Zündpulver" entwickelt, die gerade im medizinischen Bereich als eine Art „hypnotherapeutisches Medikament" wirken können.

Das Wunder: Ein Teebeutel verwandelt sich zu einer Feenrakete und fliegt in die Luft.
Kontext: Der Patient steht vor einem medizinischen Eingriff, ist sehr unsicher, ihm fehlt der Mut und die intrinsische Motivation.
Ziel: Mit Hilfe der ritualisierten Aussage der guten Fee: „Wenn ich etwas will und wenn ich wirklich etwas will, dann schaffe ich das!", sollte die ängstliche Patientin auf zauberhafte Weise zur Konzentration und Kooperation gebracht werden.

In meiner Praxis erlebe ich oft, dass diese kraftvollen und helfenden Worte der guten Fee in schwierigen Situationen selbst lange nach dem Erleben dieses Zauberkunststücks bei Kindern und Erwachsenen wieder einfach auftauchen und unterstützen.

Geeignet für: Menschen von 4 bis 99 Jahren.

Material: Ein Teebeutel, ein Teller und Streichhölzer (Kaminhölzer sehen noch zauberhafter aus).

Präsentationsbeispiel

(Die Zauberärztin hält einen Teebeutel am Aufhänger in der Hand und zeigt ihn dem Patienten.)

Zauberärztin: „Das ist die verzauberte Rakete einer guten Fee! Einer Fee, die auf die Erde kommt, um dir/Ihnen hier im Raum die Kraft zu bringen. Aber, ach, da gibt es auch noch drei böse Feen …" *(streckt drei Finger einer Hand aus.)*

„… die sind sehr neidisch und sehr, sehr böse. Sie wollen nicht, dass die gute Fee auf die Erde kommt, um den Menschen hier im Raum die Kraft zu bringen. Deshalb schleichen sie sich heimlich an die Zauberrakete, und die erste böse Fee reißt den Zünder der Rakete ab. Zack!" *(Die Zauberärztin reißt den Papieraufhänger des Teebeutels ab und legt den Teebeutel auf einem Teller ab.)*

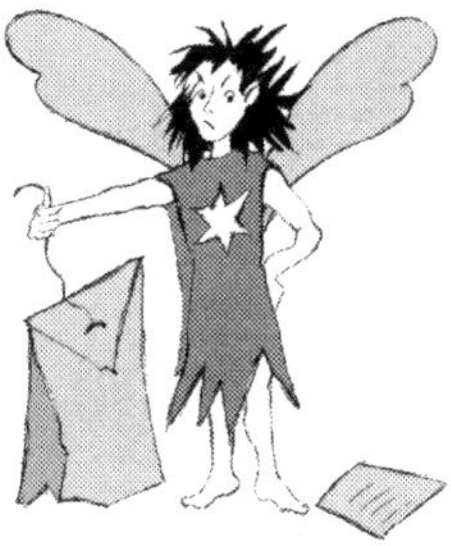

Illustrationen: Christa Berger. Mit freundlicher Abdruckgenehmigung vom Lambertus-Verlag.

„Die gute Fee sieht: Kein Zünder mehr. Aber, sagt sie sich: ‚Wenn ich etwas will und wenn ich wirklich etwas will, dann finde ich eine Lösung.' Das hören die drei bösen Feen und ärgern sich sehr, denn sie wollen nicht, dass die kleine, gute Fee auf die Erde kommt, um den Menschen hier im Raum Kraft zu bringen. Wir wissen nicht, warum die bösen Feen so böse sind. Vielleicht sind sie so böse, weil sie es sich nicht gut gehen lassen und sind deswegen neidisch. So schleichen sie sich heimlich an die Zauberrakete, und die zweite böse Fee reißt die Zündschnur der Rakete ab. Zack!" (*Die Zauberärztin reißt den Aufhängefaden des Teebeutels ab.)*

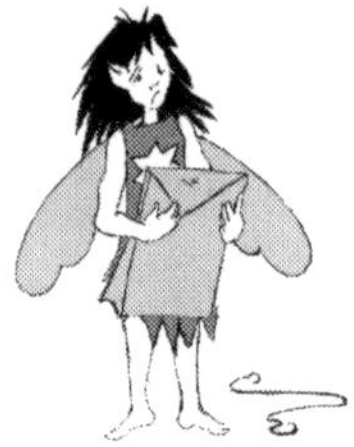

Illustrationen: Christa Berger. Mit freundlicher Abdruckgenehmigung vom Lambertus-Verlag.

„Die gute Fee kommt, und sieht: Keine Zündschnur mehr! Und ohne Zündschnur geht's schon gar nicht. Aber: ‚Wenn ich etwas will und wenn ich wirklich etwas will, dann schaffe ich das auch!' Die drei bösen Feen denken: ‚Das darf doch wohl nicht wahr sein! Selbst jetzt gibt sie noch nicht auf! Wir trauen der zu, dass sie's doch noch schafft!' Aber sie wollen nicht, dass die gute Fee auf die Erde kommt, um den Menschen hier im Raum Kraft zu bringen. Sie schleichen sich heimlich an die Rakete heran, und die dritte böse Fee stiehlt den ganzen Zündstoff aus der Rakete. Zack!" *(Die Zauberärztin löst den Faden am Teebeutel und entfernt das „Raketenpulver".)*

„Die gute Fee sieht: Oje, kein Treibstoff mehr. Da brauch ich gar nicht mehr zu überlegen, da gibt es gar keine Lösung mehr, das ist ja schlimm. Von wegen: ‚Wenn ich etwas will und wenn ich wirklich etwas will, dann schaffe ich das auch!' Zwar heißt es ‚immer eine Lösung suchen', aber da brauch ich gar nicht überlegen, da gibt's keine Lösung!

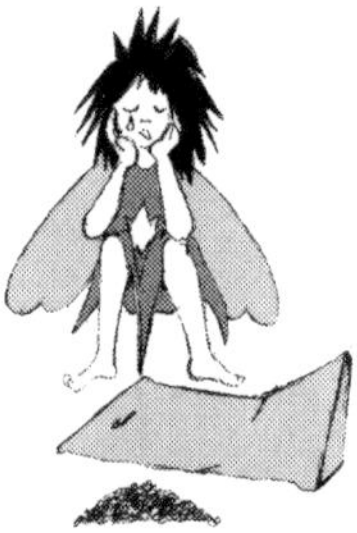

Illustrationen: Christa Berger. Mit freundlicher Abdruckgenehmigung vom Lambertus-Verlag.

Irgendwann erinnert sie sich an einen Satz ihrer Großmutter. Großmutter sagte immer: ‚Wenn du gar nicht mehr weiter weißt und gar keine Idee mehr hast, mach einfach einen Schritt und vielleicht kommt dir dann doch eine Idee.' Die gute Fee denkt sich: ,Da brauch ich gar keinen Schritt zu machen, mir kommt keine Idee mehr, das ist fertig hier.' Und nur aus Liebe zu ihrer Großmutter macht sie weiter und stellt die leere Rakete auf." *(Die Zauberärztin faltet die Teebeuteltüte auf und stellt sie senkrecht auf den Teller.)*

„Und jetzt kommt ihr eine Idee: ,Ich hole mir Hilfe von außen.' Und mit Hilfe von außen zündet sie ihre Rakete." *(Die Zauberärztin steckt die Teebeutelröhre oben mit einem Zündholz an und fängt an zu zählen.)*

„Zehn, neun, acht …" *(Alle zählen mit, der angezündete Teebeutel brennt zu zwei Dritteln ab und …)*

„… und sie geht los …" *(… der Teebeutel beginnt langsam und zunehmend schneller abzuheben und wieder herunterzuschweben und landet auf dem Teller …)*

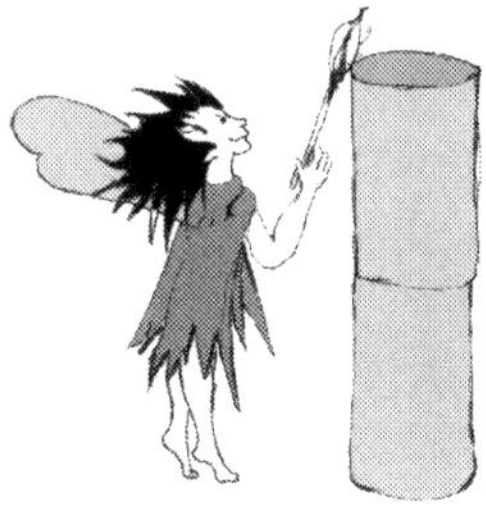

Illustrationen: Christa Berger. Mit freundlicher Abdruckgenehmigung vom Lambertus-Verlag.

„… und kommt auf die Erde, um den Menschen hier im Raum die Kraft zu bringen, damit sie sich ihre eigenen Wünsche erfüllen können."

Variation für den Einsatz in der zahnärztlichen Praxis

In der Einzel- und der Gruppenprophylaxe in der Zahnarztpraxis kann der Teebeutel zur Rakete der guten Zahnfee werden, die den Kindern die Kraft und die Lust bringt, sich morgens und abends kleine weiße Wolken auf die Zähne zu malen. Die drei bösen

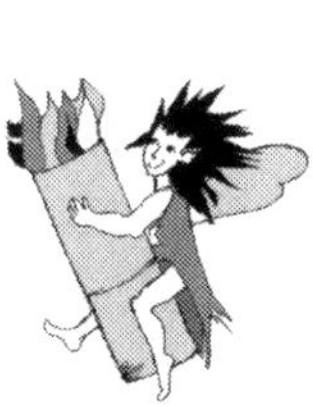

Illustrationen: Christa Berger. Mit freundlicher Abdruckgenehmigung vom Lambertus-Verlag.

Feen wollen das natürlich verhindern. Wo kämen wir da hin, sagen sie, wenn jeder gepflegte und gesunde Zähne hätte? Vielleicht wollen die bösen Feen das nicht, weil sie selbst so schlechte, kranke Zähne haben. Aber die gute Zahnfee schafft es dann doch, zu den Kindern zu kommen. Ihrer Fantasie sind hier keine Grenzen gesetzt. Kinder lieben solche Geschichten und lassen sich gerne von der Zahnfee motivieren.

Variation für Jugendliche

Wenn Jugendliche mit einer „Feenrakete" nichts anfangen können, könnte die Rakete auch anderen Hoffnungsträgern dienen. Es gibt in jeder Zeit magische Wesen, die gerade besonders bekannt und beliebt sind. Das können gute „Aliens" oder „Avatare" oder „Star Wars"-Helden sein, wichtig ist herauszufinden, was den einzelnen Jugendlichen interessiert. Dann kann es die Zauberrakete dieser Idole sein.

Zusätzliche therapeutische Rituale zur Feenrakete

Die Feenrakete ist ein ausgesprochen vielseitiges und wirkungsvolles Zauberkunststück mit Stärkungsgeschichte, das in keiner zaubertherapeutischen Grundausstattung fehlen sollte. Es folgen weitere Beispiele für die Fülle seiner Einsatzmöglichkeiten:

Eine Therapeutin, die mit verwaisten Kindern arbeitete, berichtete mir, wie die Feenrakete einem Kind helfen konnte, dessen Mutter kürzlich gestorben war. Das Kind schickte der Mama eine Grußrakete in den Himmel mit allen guten Gedanken, die sie verbanden. Das Kind konnte sich dadurch entspannen und hatte eine Verbindung zu seiner Mutter hergestellt.

Ein achtjähriges Mädchen, das aufgrund einer schweren Erkrankung viele unangenehme Erfahrungen bei den Nachsorgeuntersuchungen machen musste, hatte so große Angst vor dem Blutabnehmen entwickelt, dass sie im Krankenhaus von vier Erwachsenen festgehalten wurde. Nach der Zauberfortbildung einer Krankenschwester wurde die Feenrakete als Mutmachgeschichte eingesetzt und der Feenstaub (die Asche des verbrannten Teebeutels) wurde als Mutmachpulver in einem eigens dafür gebastelten Glitzerschächtelchen aufgefangen. Das Schächtelchen war von nun an bei jeder Untersuchung dabei und das Mutmachpulver half dem Kind, das Unvermeidbare leichter anzugehen und zu ertragen.

In einer Zahnarztpraxis in Rottweil wird die Feenrakete regelmäßig gezündet, der Feenstaub wird in einem Parfumflakon gesammelt und aufgehoben. Bereits zweimal kamen zwei Mädchen vor Klassenarbeiten oder anderen schwierigen Aufgaben in die Praxis und holten sich Glücksstaub aus dem Flakon ab. Hier hilft das Zauberkunststück zum einen in der akuten Situation, zum anderen entfaltet es eine positive Langzeitwirkung: Die Kinder verbinden eine Arztpraxis damit, dass sie sich dort Kraft holen können. Das finden sie klasse – und logisch, schließlich haben sie mit diesem Glücksstaub dort etwas Schwieriges gut durchstanden.

Manchmal wirkt ein Hauch Feenstaub, mit guten Worten auf dem Handrücken, dem Brustbein oder der Stirn eingerieben, Wunder: Dieses Einreiben wirkt bei den Menschen wie eine Salbung für die eigene Kraft und Stärke.

Bei einer Gruppe „verschenke“ ich die Kraft des Feenstaubs, indem ich die schwebende Asche von meinen Händen puste und jedem und jeder Einzelnen zukommen lasse.

5.8 Getrennt und doch zusammen

Das Wunder: Ein geschlossener Papierring wird durchgeschnitten und dadurch entstehen wider Erwarten nicht zwei getrennte, sondern zwei miteinander verbundene Ringe.

Kontext: Trennung von Eltern und Kindern, Geschwistern oder Großeltern, zwischen denen eine enge Bindung besteht.
Beispiel: Krankenhausaufenthalt der Mutter.
Ziel: Sichtbar machen, dass bei einer äußeren oder räumlichen Trennung die innere Verbindung bestehen bleibt.
Geeignet für: Alle von 3 bis 99 Jahren.
Materialien: Schere, Kleber, Krepppapierstreifen von 5 cm Breite und 100 cm Länge (es gibt Krepppapier zu kaufen, das bereits in auf 5 cm breite Streifen zugeschnitten ist); grundsätzlich kann man jedes Papier, das lang genug ist, in 5 cm breite Streifen schneiden und verwenden; geeignet sind beispielsweise auch großformatige Tageszeitungen. Krepppapier hat den großen Vorteil, dass es gut formbar und in vielen schönen Farben zu bekommen ist.

So wird das Papier vorbereitet:

Drehen Sie den Krepppapierstreifen zweimal spiralig um seine Längsachse und kleben sie ihn an den schmalen Enden zusammen. Je größer der Ring ist, desto weniger können die Zuschauerinnen die Drehung erkennen. (Das Kunststück geht von der Grundidee des Möbiusbandes aus.)[28]

Präsentationsbeispiel:[29] Schmuck für die Mutter
Ein siebenjähriges Mädchen war sehr belastet, weil die Mutter auf einer Palliativstation lag und schon sehr schwach war. Die Mutter konnte sich kaum noch bewegen, und auch das Sprechen fiel ihr schwer. Das Kind war

---

28 Beim Möbiusband handelt es sich um ein geometrisches Objekt, das nur eine Kante und eine Fläche besitzt, es geht auf den Astronomen und Mathematiker August Ferdinand Möbius (1790–1868) zurück.

29 Die Idee, dieses Kunststück bei Trennungssituationen von Eltern und Kindern im Krankenhaus einzusetzen, entstand in der Onkologie eines Krankenhauses.

offensichtlich sehr verunsichert und traute sich kaum mehr, die Mama zu besuchen.
In der Spieltherapie lernte sie das Zauberkunststück mit dem Möbiusband. Bei der ersten Veränderung (Verdoppelung) benutzte sie die beiden Ringe als Armreifen, bei der zweiten Veränderung entstand eine Halskette und beim dritten Mal kamen zwei miteinander verbundene Ringe dabei heraus. Die Ringe symbolisierten für sie die Verbundenheit mit ihrer Mutter. Das begeisterte das Mädchen, und sie wollte ihre zauberhaften Fähigkeiten natürlich der Mama zeigen. Sie führte ihrer Mutter im Krankenzimmer ihr Können vor: Zuerst machte sie die Armreifen und die Kette und legte sie ihrer Mutter an. Dann ließ sie die Verbundenheitsringe entstehen und legte sie so auf das Nachtschränkchen, dass die Mutter sie sehen konnte. Über diese symbolische Handlung erfuhr sie Ablenkung, Faszination und Freude, gleichzeitig konnte sie ihrer Mutter gegenüber ihre Liebe und Zuwendung ausdrücken und ihr eine große Freude machen.

Weiteres Präsentationsbeispiel: Familienkreise
Ein zwölfjähriger Junge vermisste seine Mutter sehr, denn die Mutter war die meiste Zeit bei seinem sehr kranken älteren Bruder in der Klinik, während er zu Hause mit Vater und Schwester den ganz normalen Alltag leben und „funktionieren" sollte. Der Junge rief oft in der Klinik bei der Mutter an, er klagte über Kopf- und Bauchschmerzen und sein Vater war „ständig" mit ihm beim Arzt.
Um die Situation zu entspannen, wurde dem Jungen zum einen der regelmäßige Telefonkontakt mit der Mutter ermöglicht. Daneben durfte er selbst zum Spielen zu einem Therapeuten in die Klinik kommen. Dort lernte er allerhand Zauberkunststücke kennen, auch das Möbiusband. Mehr und mehr konnte er seine Befindlichkeiten

und auch seine Angst, seine Familie könnte das alles nicht schaffen und die Eltern könnten sich trennen, ausdrücken. Als sein Bruder nach längerer Zeit mit der Mutter wieder nach Hause gehen durfte, wünschte sich der Junge, nochmals das Möbiusband zu machen. Er suchte sich blaues Papier für den einfachen Ring aus und meinte, das sei eine „normale Familie". Diese Familie wurde in der ersten Verwandlung zu einer „getrennten Familie", die in der zweiten Verwandlung (mit grünem Papier) wieder zu einer „großen Familie" zusammenfand. Für die dritte Verwandlung wählte der Junge Papier in seiner Lieblingsfarbe Rot und kommentierte die ineinanderliegenden Ringe mit den Worten: „Sie haben gemerkt, dass sie zusammengehören." In sichtbaren, fassbaren, begreifbaren Symbolen hatte er ausgedrückt, wie seine Familie durch die Krankheit des Bruders eine Krise erlebte, zu zerbrechen drohte und nun die Krise so überstanden hatte, dass sie ihre Verbundenheit stärker empfand als zuvor.

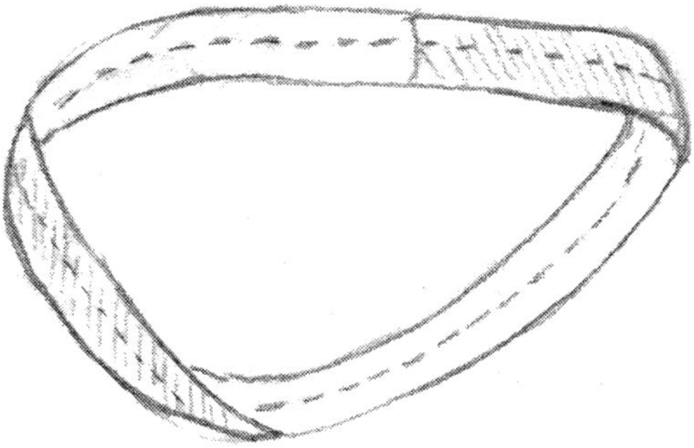

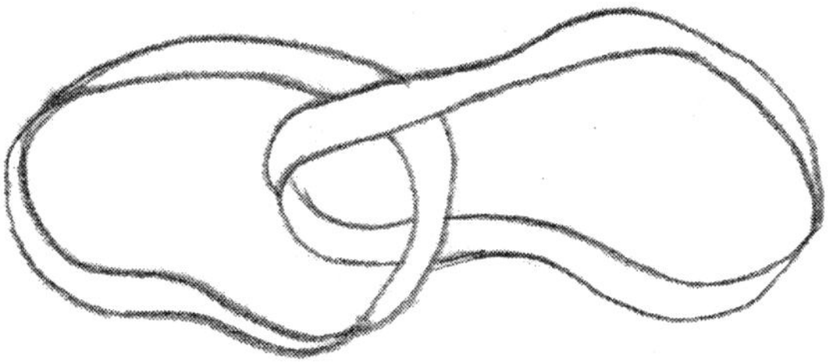

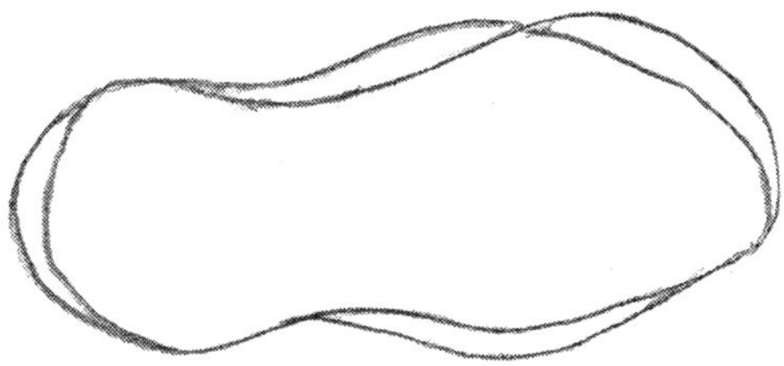

Therapeutische Tipps

Die Wörter „Schneiden“ oder „auseinanderschneiden“ *können* sehr schmerzhafte Assoziationen erzeugen. Deshalb ist es wichtig, sensibel mit der Wortwahl umzugehen und den Fokus nicht auf das Auseinanderschneiden des Bandes, sondern auf die innere Verbindung zu legen, die trotz der räumlichen Trennung besteht.

- Sie können das Gefühl der Verbundenheit weiter verstärken, wenn Sie die Namen aller Beteiligten auf das Band schreiben lassen. Sie können auch zwei oder mehr Verbundenheitsbänder zaubern, sodass jeder eines mitnehmen kann.
- Eine zauberhafte Atmosphäre zu schaffen, ist bei diesem im Grunde sehr schlichten Kunststück eine wichtige Zutat. Sie können beispielsweise alle ihre Lieblingsfarben für die Bänder aussuchen lassen oder die Schere durch Anpusten in eine Zauberschere verwandeln.
- Wenn ganz klar ist, dass die Trennung nur wenige Tage dauern wird, kann man die Zeit nach der Entlassung in den Fokus nehmen. Schon die Frage, worauf sich alle besonders freuen oder was sie danach zusammen vorhaben, lenkt die Aufmerksamkeit auf das Wiederzusammensein und erzeugt eine positive Vision.

5.9 Präoperative Übertragung eines Glückssymbols durch Zaubersaft

Das Wunder: Aufgemaltes Symbol auf einem Zuckerwürfel überträgt sich auf magische Weise auf die Hand des Kindes.
Kontext: Das Kind steht vor einem medizinischen Eingriff ist sehr unruhig und sollte auf zauberhafte Weise zur Konzentration und Ruhe gebracht werden.
Beispiel: Ein Kind hat große Angst vor einer Blinddarmoperation.
Ziel: Dem Kind ein Kraftritual beibringen, das es in sich aufnimmt und wodurch es unmittelbar seine „neue" Kraft leibhaftig erfährt.
Geeignet für: Kinder von 4 bis 12 Jahren.

Materialien: Ein Glas Wasser, ein Stück Würfelzucker, ein Bleistift.

Präsentationsbeispiel: Krafterfahrung

Zauberärztin: „Paul, du bekommst ja heute den Blinddarm herausgenommen. Dafür kommst du in den Zauberschlaf. Während des Zauberschlafs wird dein Blinddarm behandelt, weil er krank ist. Der muss raus, damit du gesund bleibst, damit du ganz richtig und lange gesund bleibst.

Bevor dein Körper in den Zauberschlaf geht, machen wir noch einen wunderbaren Zauber, damit alles ganz gut und ganz leicht wird." *(Die Zauberärztin zeigt einen Zuckerwürfel.)*

„Wir geben jetzt in den Zucker deine Glücksbotschaft Zauberkraft. Dann werfen wir den verzauberten Zucker in dieses Glas Wasser rein *(zeigt das Glas mit dem Wasser),* und da holst du dann über deine Hand die Kraft aus dem Zauberwasser raus.

Sollen wir hier auf den Zucker ein ‚Z' schreiben für Zauber oder lieber ein ‚G' für Glück oder hast du noch eine andere Idee?"

Kind: „Hm … ich glaube, ‚Z' ist gut."

Zauberärztin: „Ja, ‚Z' ist gut: Damit alles zauberleicht geht und du nachher ein richtiges Zauberkind bist." *(Sie schreibt mit einem Bleistift ein dickes Z auf den Würfel.)*

„Das ‚Z' geben wir jetzt ins Glas, damit nachher auch die Zauberkraft da rauskommt. Du brauchst deine Hand nur über das Glas zu legen." *(Sie nimmt eine Hand des Kindes und legt sie aufs Glas.)*

Kind: *(beobachtet, dass vom Zuckerstück viele kleine Bläschen zur Oberfläche hochsteigen.)* „Das kommt ja alles hoch zu mir."

Zauberärztin: „Ja, genau. Jetzt spürst du, wie die Wirkung der Zauberkraft in dich hineingeht. Das geht über die Hand, den Arm, den Kopf … überall hin … und wenn du das Gefühl hast, es ist ganz durch dich durchgegangen, die Zauberkraft ist ganz unten in den Füßen angelangt, dann darfst du nicken.“

Kind: *(nickt nach einer Weile.)*

Zauberärztin: „Jetzt schau doch mal, ob in der Hand schon etwas angekommen ist.“

Kind: *(nimmt die Hand vom Glas und sieht ein schwarzes Z auf seiner Handinnenfläche)* „Oh! Das kann man ja sehen! Hey – ich hab die Zauberkraft!“

Zauberärztin: „Ja, das finde ich toll!“

Kind: „Ja, das ist toll! Toll!“

Das Geheimnis wird gelüftet

Beim Präsentieren des beschrifteten Zuckerwürfels mit dem Daumen und Zeigefinger Ihrer rechten Hand drücken Sie den Zeigefinger auf das Schriftzeichen, dadurch gelangt das Schriftzeichen auf Ihren Zeigefinger. Dann werfen Sie den Würfel in das Wasser und bitten das Kind die Hand über das Wasserglas zu legen. Dabei demonstrieren Sie mit Ihrer linken Hand mit dem Handrücken nach oben, wie das Kind die Hand über das Glas legen soll. Das Kind legt natürlich auch seine Hand mit der Handfläche nach oben auf das Glas.

Dann sagen Sie: „Oh, ich habe es dir falsch gezeigt.“

Mit Ihrem rechten Zeigefinger berühren Sie die Handinnenfläche des Kindes und mit dem rechten Daumen den Handrücken des Kindes und drehen die Hand des Kindes um, sodass der Handrücken des Kindes nach oben zeigt. Bei dieser Bewegung drücken Sie mit Ihrem rechten Zeigefinger auf die Handinnenfläche des Kindes und gleichzeitig mit dem Daumen zur Ablenkung auf den Handrücken des Kindes.

Dadurch gelangt das Bleistiftzeichen von Ihrem Finger auf die Handinnenfläche des Kindes. Hört sich kompliziert an, ist aber ganz einfach. Der Rest ist „Zauberei“.

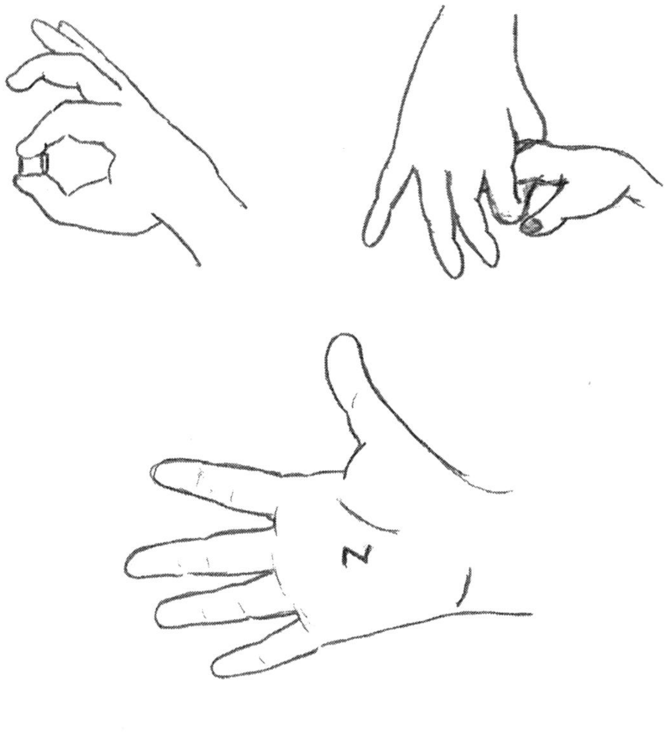

Tipps zum Handlungsablauf

Kinder verspüren oft den Impuls, das „Zauberwasser“ zu trinken. Dem Impuls können Sie entgegenwirken, indem Sie Glimmerstaub oder Glitzersterne ins Wasser geben, damit das Wasser magischer wirkt.

5.10 Zaubersalbe

Das Wunder: Auf den Handrücken des Kindes wird ein Klecks Zaubersalbe einmassiert, und siehe da, nach dem Zauberritual ist die Salbe auf der Handinnenfläche angekommen.
Beispiel: Ein Kind mag die Salbe nicht und sträubt sich gegen die Anwendung. Auch in Zahnarztpraxen mit Zahnpasta möglich (s. Abschnitt 4.4.2).
Ziel: Kinder, die eine Verweigerungshaltung gegenüber dem regelmäßigen Salbenauftrag aufgebaut haben, in eine kooperative Haltung bringen. Dem Kind wird eine Zaubersalbe angeboten, die es leichter akzeptieren kann und die die Salbenbehandlung in eine Zauberhandlung verwandelt.
Materialien: Ärztlich verordnete Salbe oder Zahnpasta.

> **Präsentationsbeispiel:** Streichelsalbe
> **Zauberärztin:** „Die Mama hat mir erzählt, dass du das Eincremen mit der Salbe gar nicht gerne magst. Stimmt das?“ (Frage erzeugt ein Yes-Set.)
> **Kind:** „Ja, nee, das mag ich nicht.“
> **Zauberärztin:** „Damit dein Körper gesund wird (oder: damit es deinem Körper besser geht), ist es wichtig, dass er drei Wochen lang jeden Tag diese Salbe bekommt.“
> **Kind:** „Hmm.“
> **Zauberärztin:** „Wir haben die Salbe inzwischen verzaubert. Es kann sein, dass die ganz anders ist. Wir zeigen dir jetzt, dass das eine Zaubersalbe ist.“
> **Kind:** „Aha.“
> **Zauberärztin:** „Und von dieser Salbe – gib mir mal deine Hand *(Hand mit dem Handrücken nach oben zeigen lassen)* – tue ich jetzt ein ganz kleines bisschen auf deine Hand.“ *(Sie öffnet die Salbentube.)*

„Die hier ist ein bisschen anders, und zwar zieht die jetzt besser ein. Ich massiere dir hier mal ein Tüpfelchen von der Salbe ein. Ah ja, ich merke schon, die geht wirklich leichter rein."

Kind: „Die klebt nicht so."

Zauberärztin: „Genau! Die fühlt sich richtig gut an. Das ist nämlich eine Zaubersalbe. Die streichelt man ein und sagt: ‚Heile, heile Segen, drei Tage Regen, drei Tage Sonnenschein, dann wird's gleich wieder besser sein.'"

Kind: „Ja, das ist schöner."

Zauberärztin: „Das ist gut, dass du das merkst. Diese Zaubersalbe ist nämlich für den Körper ganz, ganz gut. Danach gibt es auch immer eine kleine Überraschung. Die Mama macht nach dem Eincremen immer noch etwas Schönes mit dir. Spür mal: Es geht gut in die Haut, geht gut in die Haut. Das ist jetzt unser Zauberexperiment. Lass uns mal schauen, ob es auch gut angekommen ist auf der anderen Seite." *(Die Zauberärztin dreht die Hand des Kindes um – und da auf der Handinnenfläche ist tatsächlich ein kleiner Klecks Salbe angekommen.)*

„Na, prima!"

Kind: „Oh, so gut geht die durch!"

Zauberärztin: „Ja, das ist eine super gute Zaubersalbe, die wird dir auch super gut helfen."

Das Geheimnis wird gelüftet

Bevor Sie zum ersten Mal die Hand des Kindes nehmen, haben Sie bereits einen Tupfer Salbe auf Ihrem Zeigefinger, den das Kind nicht gesehen haben darf. Diese Salbe hinterlassen Sie automatisch auf der Handinnenfläche des Kindes, wenn Sie die Hand des Kindes nehmen (Handhabung siehe Zeichnungen von Kapitel 5.9.).

5.11 Blütenzauber

Das Wunder: Geschlossene Papierblüten mit geheimen Botschaften werden in eine Schüssel mit Wasser gelegt, wo sie sich öffnen und ihre stärkenden Botschaften freigeben.
Kontext: Das Kind steht vor einem medizinischen Eingriff oder einem Krankenhausaufenthalt.
Beispiel: Ein Kind hat große Angst vor einer Operation.
Ziel: Entspannung und Beruhigung der gesamten Familie.
Geeignet für: Kinder von 4 bis mindestens 12 Jahren und verspielte Erwachsene.
Materialien: Auf farbiges Kopierpapier übertragene Blütenvorlage, Stifte (Gold-, Silber- und andere Metallic-Permanentstifte sind besonders gut geeignet, Filzstifte sind ungeeignet, weil die Schrift zerfließt), Schere, eventuell Glitzersternchen und -tiere (Bastelgeschäfte führen in der Regel eine reiche Auswahl).

Anleitung
Vor der Operation oder dem Krankenhausaufenthalt sitzen alle zusammen – beispielsweise Eltern oder Krankenschwestern mit dem Kind – und schneiden die Blüten auf der Vorlage aus. Auf die Blütenblätter werden gute Wünsche oder stärkende Worte für das Kind geschrieben, bei kleineren Kindern kann man stattdessen positive Symbole für das Kind malen wie Sterne, Mond, Sonne, Glückskäfer etc. Das Basteln, Malen und Schreiben kann entweder im Geheimen oder vor dem Kind geschehen. Anschließend werden die Blütenblätter eingefaltet und in eine Schüssel gelegt, wo sie sich dann öffnen. Das Kind darf die Blüten aus dem Wasser nehmen und auf seinen Nachttisch legen, sodass sie als positive Erinnerung stets präsent sind.

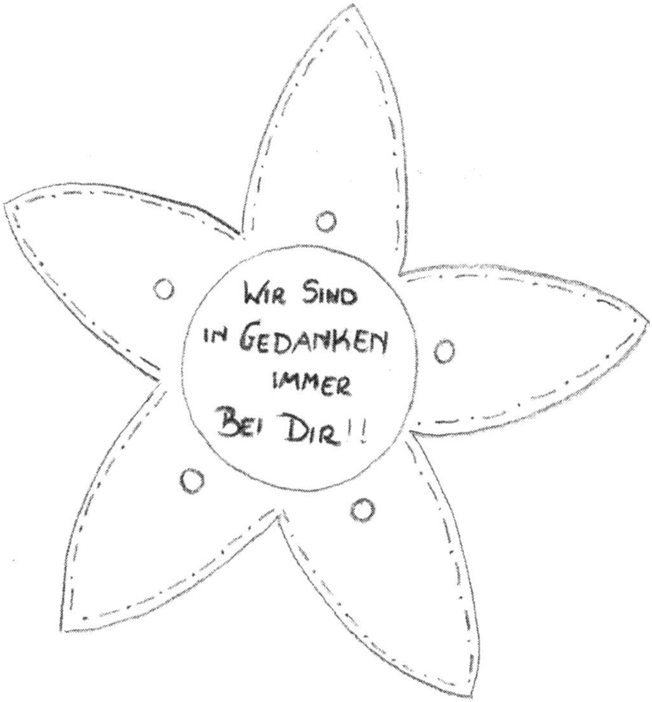

Variante

Statt mehrerer einzelner Blüten schneiden Sie eine größere gemeinsame Blüte aus. Jedes Familienmitglied schreibt seinen guten Wunsch auf ein Blütenblatt. Danach falten Sie die Blütenblätter in die Mitte, sodass die Schrift nicht zu sehen ist. Am Abend vor der Operation wird die gefaltete Blüte in eine Schüssel mit Wasser gelegt und alle können gemeinsam beobachten, wie die Blume aufblüht.

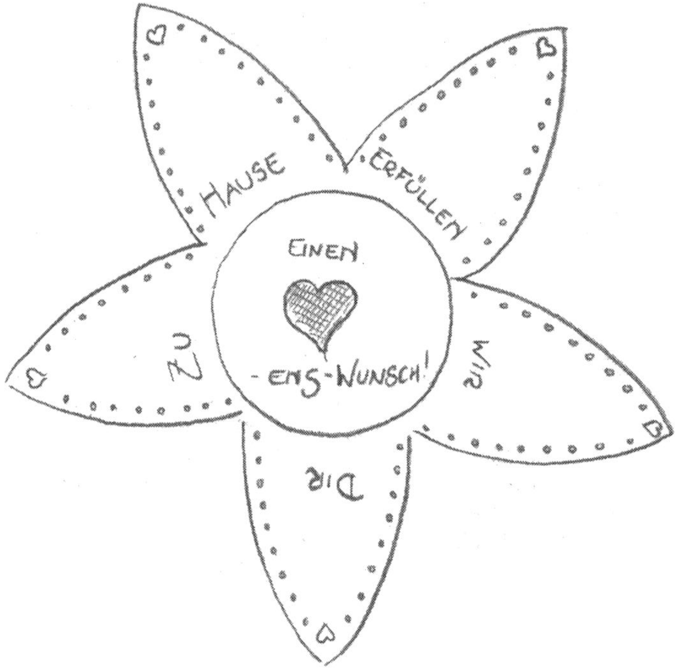

Therapeutische Tipps

Vor einer Operation oder einem anderen größeren medizinischen Eingriff steht oft die ganze Familie unter großer Anspannung; jeder steht unter dem Druck, irgendetwas tun zu wollen oder zu müssen. Da dies de facto jedoch niemand kann, verstärkt sich dadurch nur die Spannung.

Eine ganz wichtige Wirkung des Blütenzaubers ist die Atmosphäre, die entsteht, wenn alle gemeinsam die Blüten ausschneiden und vorbereiten. Während des Bastelns tritt eine wohltuende Stille und Entspannung ein, das aufgeregte Irgendetwas-tun-Wollen verschwindet. Es ist ein wenig wie das heimelige Schmücken des Weihnachtsbaums oder das Bemalen von Ostereiern. Die Blüten sind schnell und leicht gebastelt, alle machen etwas gemeinsam und jeder hat etwas Schönes zu tun, was dem Kind hilft und es mental stärkt.

5.12 Nase ausrenken

Das Wunder: Das Kind kann seine Nase aus- und wieder einrenken, dabei entsteht ein Geräusch, das sogar Ärzte gruseln lässt.
Kontext: Ein Kind fühlt sich sehr klein und ohnmächtig.
Ziel: Selbstvertrauen und erlebte Handlungsfähigkeit stärken.
Geeignet für: Kinder von 5 bis 12 Jahren.

> **Präsentationsbeispiel:** Gänsehaut fürs Personal
> Die Einweihung in das Kunststück wird unmittelbar vor der Behandlung „heimlich" von einer Mitarbeiterin vollzogen.
> **Mitarbeiterin:** „Stell dir mal vor, wenn nachher der Arzt kommt und du ihm zeigen kannst, wie du auf Kommando deine Nase aus- und wieder einrenken kannst. Oh, der wird sich gruseln! Das hört sich nämlich ganz schlimm an und ist ganz leicht. Damit kannst du dem Arzt richtig Gänsehaut machen."
> Nachdem Sie dem Kind den Trick gezeigt haben (s. unten), ist es meist schon so begeistert, dass es bereitwillig darauf eingeht, noch eine einminütige Mini-Show einzuüben, damit das Kunststück auch richtig zur Geltung kommt. So eine Mini-Show kann beispielsweise so aussehen:
> Das Kind oder die Mitarbeiterin weist darauf hin, dass alle Handys ausgeschaltet sein müssen, um die Gefahr zu bannen, dass eine schiefe Nase zurückbleibt. „Und nun

brauchen wir absolute Ruhe und Konzentration." Die Mitarbeiterin und das Kind legen vor der Brust ihre Hände aneinander, schließen die Augen und singen dreimal „Om". Damit sind die Hände schon in einer guten Ausgangsposition für das Naseausrenken, und es kehrt Ruhe ein, die nötig ist, um das Knacken der Nase eindrucksvoll zu präsentieren.

Das Geheimnis wird gelüftet

Die Nase wird rechts und links mit beiden Händen eingeschlossen, sodass die Hände sich wie in Gebetshaltung berühren. Ein Daumennagel liegt auf einem Schneidezahn. Jetzt werden die Hände mit der Nase ein wenig nach rechts oder links bewegt, dabei wird der Daumennagel mit leichtem Druck über den Zahn nach unten gezogen. Alternativ kann man den Daumennagel auch innen an den Zahn legen und über die Zahnkante nach vorne ziehen (das empfiehlt sich besonders für Kinder mit Zahnspange).

In dem Moment, wo der Fingernagel über die untere Zahnkante rutscht, entsteht ein Geräusch, das die meisten Menschen gruselig finden.

Therapeutische Tipps

Meiner Erfahrung nach sind vor allem schüchterne und ängstliche Kinder hoch motiviert, dieses Kunststück zu erlernen, vor allem, weil sich damit die Rollenverhältnisse umkehren. Kinder, die sich vor dem großen Krankenhaus oder medizinischen Geräten wie Zahnarztbohrern oder MRT-Geräten und ihren lauten Geräuschen fürchten, bekommen die Macht, mit dem Geräusch des Naseausrenkens rucki-zucki den Arzt das Gruseln zu lehren. Was für ein wunderbares Gefühl!

- Mit Theaterblut, das man zum Beispiel um Halloween oder Karneval herum kaufen kann, kann man den Effekt noch dramatisch erhöhen. Zu Beginn des Kunststückes kann das Kind sich heimlich Theaterblut unter die Nase schmieren durch die gefalteten Hände an der Nase wird das Blut verdeckt. Toll ist es für das Kind, wenn es dieses Kunststück einem Arzt vorführt, der Arzt aber (angeblich) kein Blut sehen kann.

- Dieses Zauberkunststück eignet sich übrigens auch sehr gut für Interventionen am Rande des medizinischen Bereichs, wie das Beispiel des sechsjährigen Laurenz zeigt. Laurenz kaute intensiv Nägel. Alle bisherigen Versuche, ihm dies abzugewöhnen, waren erfolglos geblieben. Erst durch die Aussicht, das Naseausrenken auf einem Fest vorzuführen, gelang es ihm, auf das Nägelkauen zu verzichten – denn dafür mussten seine Fingernägel lang genug sein, mit seinen heruntergekauten Fingernägeln hätte er das entscheidende Geräusch nicht erzeugen können.

5.13 Die weinende Zahnbürste

Das Wunder: Eine Kinderzahnbürste weint in der Hand des Erwachsenen sichtbare Tränen. Sobald das Kind die Zahnbürste in die Hand nimmt, hört sie auf zu weinen.
Kontext: Ein Kind hat Angst vor einer Zahnbehandlung und/oder putzt sich nicht gerne die Zähne.
Ziel: Das Kind soll eine Art Verpflichtungsgefühl gegenüber dem Zähneputzen entwickeln.
Geeignet für: Kinder von 5 bis 10 Jahren.
Material: Zahnbürste, Watterolle, Wasser.
Anleitung: Halten Sie eine mit Wasser getränkte Watterolle in der Hand verborgen. Nehmen Sie die Zahnbürste mit in diese Hand und halten Sie sie ganz umschlossen. Wenn Sie

Ihre Hand jetzt etwas zusammendrücken, fallen unten Wassertropfen heraus; das funktioniert auch mit einer original verpackten Kinderzahnbürste.

Präsentationsbeispiel

Zauberärztin: „Schau mal, das ist eine ganz besondere Zahnbürste. Die liebt es, morgens und abends kleine weiße Wolken auf Kinderzähne zu malen. *(Zeigt dem Kind die Zahnbürste.)* Sie kann zeigen, ob sie glücklich oder traurig ist. Glücklich ist sie, wenn sie von einer Kinderhand gehalten wird und jeden Morgen und Abend kleine weiße Wölkchen auf die Zähne malen darf. Wenn nicht, ist sie traurig und weint. Willst du wissen, ob diese Zahnbürste glücklich oder traurig ist?"

Zauberärztin: *(fragt die Zahnbürste)* „Liebe Zahnbürste bist du jetzt glücklich, oder traurig?" *(Drückt ihre Hand etwas zusammen, bis Tropfen aus ihrer Hand fallen.)*

„Sie weint! Sie war noch nie in einer Kinderhand und ist deswegen ganz traurig. Willst du sie in die Hand nehmen? Sie hat aufgehört zu weinen. Bei dir ist sie glücklich und möchte morgens und abends kleine weiße Wolken auf deine Zähne malen."

Wichtig: Lassen Sie die Watterolle heimlich verschwinden.

Therapeutische Tipps

Die kleinen Patienten, bei denen die Zahnbürste zu weinen aufgehört hat, empfinden es oft als tröstlich und stärkend, die Zahnbürste während der Behandlung in Händen zu halten. Eine Zahnärztin berichtete mir von einem Jungen, der sehr große Angst vor der Behandlung hatte. Sie gab dem Kind die Zahnbürste vor der Behandlung, woraufhin der Junge die Zahnbürste während der ganzen Behandlung in der Hand behielt und sie streichelte. Nach der Behandlung schenkte sie ihm diese Zahnbürste und er antwortete ihr: „Es hat schon etwas weh getan, aber ich komme trotzdem wieder."

Sie können aber auch sagen: „Die Zahnbürste bleibt hier in der Praxis und wartet auf dich." Dann kann sich das Kind auf die Zahnbürste freuen und kommt ihretwegen vielleicht lieber zur Behandlung, um sie wieder glücklich zu machen.

Variation

Ein Kind, das seine Zähne nicht regelmäßig pflegt, wird aufgefordert, zum nächsten Termin seine Zahnbürste mitzubringen. Die Zahnärztin nimmt dann die Zahnbürste des Kindes in die Hand, in der sie vorher heimlich die feuchte Watterolle versteckt hat, und fragt die Zahnbürste: „Sag mal, du Zahnbürste von der Laura, darfst du jeden Morgen und jeden Abend kleine weiße Wolken auf die Zähne von der Laura malen?" Daraufhin fallen Tropfen aus der Hand der Ärztin, die sich nun an das Kind wendet: „Ach herrje, deine Zahnbürste weint. Willst du ihr helfen und sie wieder glücklich machen?" Das Kind nickt.

„Wenn du jeden Morgen und jeden Abend kleine weiße Wolken auf deine Zähne malst, ist sie ganz glücklich. Das ist ganz leicht. Willst du sie damit glücklich machen? Versprichst du das?" Das Kind nickt. „Ich gebe dir nun die Zahnbürste, und sie möchte bei dir ganz glücklich werden." In dem Moment, in dem das Kind die Bürste in die Hand nimmt, hört sie auf zu weinen.

5.14 Der Zaubergeist bringt ein Geschenk

Das Wunder: In einer leeren Zauberschachtel erscheint ein Geschenk.
Kontext: Das Kind, das Sie behandeln wollen, möchte sich nicht behandeln lassen.
Ziel: Dieses Zauberkunststück ermöglicht es, in kurzer Zeit von einer Problemtrance in eine Lösungstrance zu kommen und eine wunderbar gelöste und zauberhafte Atmosphäre zu schaffen.
Geeignet für: Kinder mit sehr schüchternem Verhalten, um in Kontakt zu kommen, und besonders, um behandlungsunwillige Kinder zum Mitmachen und Durchhalten zu motivieren.
Material: Eine verzierte Streichholzschachteln, ein kleines Geschenk, etwa ein Kinderring.

Präsentationsbeispiel
Zauberärztin: *(zum Kind)* „Ich sehe, wir müssen ganz vorsichtig mit dir sein, stimmt das? Bei uns ist alles ganz anders, wir sind nämlich eine Zauberpraxis. Du weißt das noch gar nicht, oder? Aber schau mal, wir zaubern jetzt gemeinsam." *(Die Zauberärztin zeigt dem Kind die geöffnete leere Zauberschachtel.)*
„Ich habe hier eine kleine Zauberschachtel, das ist das Haus vom Zaubergeist. Aber, schau mal, der Zaubergeist ist ausgeflogen! Weg! Und weißt du warum? Weil er gerade ein Geschenk für dich sucht. Der Zaubergeist fliegt jetzt hier herum und sucht und sucht. Natürlich kann man den Zaubergeist nicht sehen, sonst wäre es ja kein Zaubergeist. – Aber greif mal in die Luft, vielleicht erwischst du ihn. Fang die Zauberluft ein und mach eine Faust und löse sie wieder. Und probier's noch einmal. Und wieder loslassen und noch einmal und wieder lösen. Dieses in die Luft greifen

dreimal wiederholen. Wo war es denn am wärmsten? Ich bin sicher, du spürst das!
Fang da die Zauberluft noch einmal ein. Jetzt halt sie ganz fest. Wir zählen nun bis drei, und bei drei wirfst du den Zaubergeist in die Schachtel. Wenn du ihn erwischt hast, hörst du gleich, wie das Geschenk in die Schachtel fliegt. Eins – zwei – drei!“

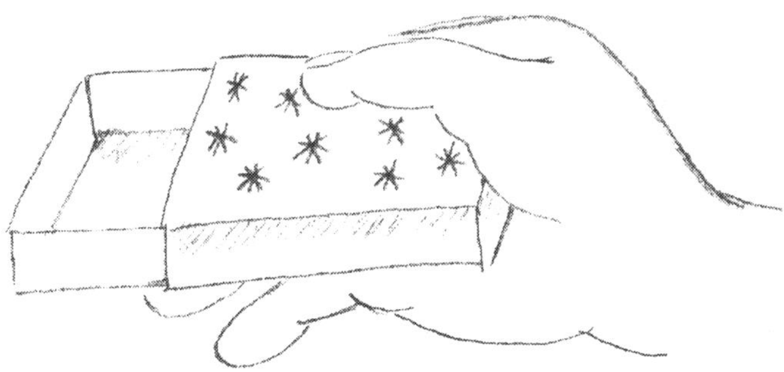

(Bei drei schließt die Zauberärztin die Streichholzschachtel – und der Kinderring fällt hörbar in die Schachtel. Die Ärztin schüttelt die Schachtel, dann öffnet sie sie mit einer langsamen magischen Bewegung – und das Kind staunt. Der Ring kann als Kraft- oder Glücksring an das Kind verschenkt werden.)

Tipps zum Handlungsablauf
Sie können dem Kind das Geschenk vor oder nach der Behandlung in die Hand geben.

Unbedingt sollte das Kind den folgenden Hinweis mit auf den Weg bekommen: Falls das Geschenk (z. B. ein Ring) verloren geht, sich auflöst oder kaputtgeht, ist dies ein Zeichen dafür, dass das Kind jetzt die Kraft des Zaubergeschenks in sich hat und das Geschenk des Zaubergeistes nun nicht mehr als Erinnerungsanker benötigt.

Das Geheimnis wird gelüftet

Das Geschenk (der Ring) wird in die halb geöffnete Streichholzschachtel geklemmt. Wenn die Lade geschlossen wird, fällt es automatisch in die Schachtel.

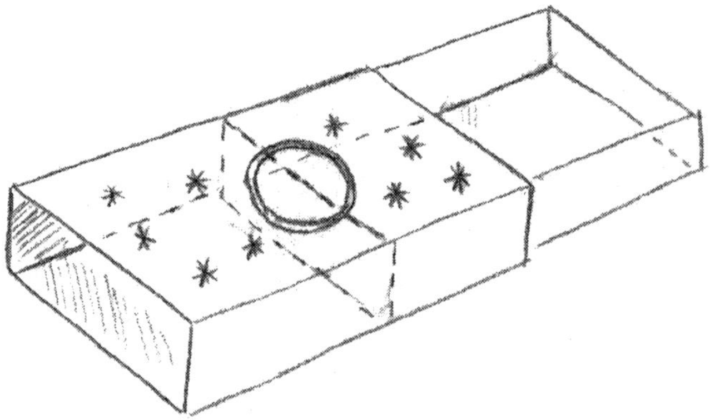

Variation für Jungen oder ältere Kinder

Weil dieses Zauberkunststück mit den Kinderringen vor allem Mädchen anspricht, habe ich für Jungen und ältere Kinder eine eigene Variation erarbeitet, bei der mit zwei Streichholzschachteln gearbeitet wird, um andersförmige Geschenke möglich zu machen.

Material: Zwei identische, verzierte Streichholzschachteln, ein Geldstück und ein kleines (natürlich ins Streichholzschächtelchen passendes) Geschenk. Besonders gut geeignet sind kleine Halbedelsteine, auch Trommelsteine genannt; sie

können zu „Glückssteinen“ werden. Für größere Geschenke können sie auch Schachteln für Kaminhölzer dekorieren.
Wichtig: Beide Schachteln müssen identisch dekoriert sein, damit das Kind annimmt, dass es sich nur um eine Schachtel handelt.
Tipp: Ganze Paletten von Ringen, Trommelsteinen, Haarspangen, Glückskäfern und andere preiswerte Überraschungen finden Sie in den Katalogen für Zugabeartikel.[30]

Präsentationsbeispiel
Sprechen Sie das Kind wie oben dargestellt an. Sagen Sie ihm, dass der Zaubergeist ein Geschenk bringen wird und dass es dieses Geschenk nach der Behandlung bekommt. Bei Kindern mit Verweigerungsverhalten kann dies als „Bonbon“ zur Belohnung wirken und wie ein kleiner „Stups“ gut motivieren.
In eine der beiden Streichholzschachteln legen sie das kleine Geschenk. Diese präparierte Zauberschachtel wird in einem Zauberköfferchen oder einer Schublade verborgen, wo sie auf ihren Einsatz wartet. Das Kunststück führen Sie mit der zweiten, der leeren Streichholzschachtel durch. Das ist sozusagen Ihr Dummy. Sobald das angebliche Geschenk (d. h. das Geldstück) in die Schachtel gefallen ist, legen Sie diese Zauberschachtel (den Dummy) in das Köfferchen, oder die Schublade. Durch häufiges Vorführen leiert die Schachtel etwas aus, und es kann passieren, dass die Münze zu früh in die Schachtel fällt. Legen Sie deshalb unbedingt den Finger auf die Schachtel, um die Münze zu fixieren. Das Umgreifen von der Fixierung

30 Auch Zugabeartikel werden von zahlreichen Anbietern vertrieben: www.kinderzugabeartikel.de; www.amazon.de/Zugabeartikel; www.shop.korsches-hits-for-kids.de u. a.

des Geldstücks zum Ladeschließen muss etwas geübt werden. Nachdem das Kind dann wieder mit einer Wurfbewegung den unsichtbaren Zaubergeist in die Schachtel wirft, schließen sie diese und die Münze fällt hörbar in die Schachtel. Diese Schachtel kommt dann in das Zauberköfferchen oder in die Schublade.

Nach der Behandlung nehmen Sie die andere, die Zauberschachtel mit dem Geschenk aus der Kiste heraus. Ein wenig Abrakadabra erhöht die Wirkung, wenn Sie die Schachtel präsentieren und öffnen. Ich bin mir sicher, dass Sie schnell eine Methode entwickeln, mit deren Hilfe Sie stets die richtige Schachtel wählen! Selbst wenn Sie einmal zur falschen Schachtel greifen, enthält sie immerhin ein Geldstück. Vielleicht haben Sie ja irgendwo noch ausländische Münzen, die Sie für das Kunststück verwenden können. Solche Münzen können erstaunliche magische Kräfte entfalten!

Bei einem Kind, das sehr ängstlich oder schüchtern wirkt, kann es sehr hilfreich sein, wenn Sie ihm das Geschenk gleich in die Hand geben, dann kann sich das Kind daran festhalten.

In diesem Fall sind ihre schauspielerischen Fähigkeiten gefordert: Wie aus Versehen stecken oder legen Sie die Schachtel in Ihre Hosentasche oder in die Zauberkiste: „Oh je, was mache ich denn da?! Das Geschenk ist doch gar nicht für mich, sondern für dich!“ Jetzt holen Sie die andere, die präparierte Schachtel für das Kind heraus.

Tipps zum Handlungsablauf

In vielen Spielzeugläden gibt es Zauberschachteln mit doppeltem Boden, bei denen man sich die Fingerfertigkeit und den Austausch sparen könnte. Dabei besteht jedoch immer die Gefahr, dass die Kinder diese Schachteln und die

Trickvorrichtung schon kennen. Ich bevorzuge deshalb die selbst verzierten Streichholzschachteln, die die Kinder auf Herz und Nieren prüfen können. Außerdem sind sie zauberhaft individuell. Mit etwas selbstklebender Glitzerfolie und ein paar Sternchen oder Glitzersteinen sind blitzschnell zwei wunderschöne Zauberschachteln fertig.

Wenn Sie ein größeres Geschenk, das nicht in eine normale Streichholzschachtel passt, hervorzaubern möchten, dann können Sie auch Schachteln von Kaminhölzern verzieren. Bei diesen größeren Schachteln benötigen Sie statt der Münze einen dickeren Chip, etwa von einem Mühlespiel.

6 Tipps aus der Praxis

6.1 Goldene Regeln der Zauberkunst

Zaubern lebt vom Geheimnis! Behalten Sie deshalb die Handlungsanweisung eines Zauberkunststückes immer für sich.

1. Zaubern braucht Überraschungsmomente! Behalten Sie also für sich, was als Nächstes geschehen wird.
2. Zeigen Sie nur Kunststücke, die Sie sicher vorführen können.
3. Beziehen Sie das Publikum mit ein. Kinder geben gerne ihre Zauberpuste dazu oder sagen einen Zauberspruch, damit ein Kunststück gelingt. Das Zaubern sollte eine miteinander erlebte, gemeinsame Sache sein.
4. Schaffen Sie eine zauberhafte Atmosphäre und lassen Sie sich ganz auf das Zaubern und die „Bezauberten" ein.

6.2 Was tun, wenn die Behandelnden selbst in eine Problemtrance geraten?

In meinen Seminaren erlebe ich viele Ärzte und Zahnärzte, die sich sehr bemühen, mit den großen und kleinen Patienten ehrlich und offen umzugehen. Sie erklären viel und versuchen, ihre Patienten mit guten Argumenten zu überzeugen. Dies ist nicht immer erfolgreich. Manche Kinder bleiben weiter in der Verweigerung und schütteln weiter den Kopf. Es besteht die Gefahr, dass Sie als Arzt nun nicht mehr weiter wissen und in eine sogenannte Problemtrance kommen und das Kind die Situation bestimmt.

Was weiterhilft: Übernehmen Sie wieder die Führung.

Sie könnten sagen: „Ich kann verstehen, dass du lieber nach Hause möchtest, aber wir schaffen das und hinterher kannst du sagen: ‚Ich hab's geschafft.' Dann geht es dir besser!"

6.3 Zauberpannen verwandeln

Zauberkunststücke sind etwas Wunderbares, wenn sie funktionieren. Was aber, wenn der Zauber schiefgeht? Entscheidend ist dann, dass Sie als Zauberin oder Zauberer die Verantwortung für den Fehler übernehmen und locker bleiben. Zum Beispiel so: „Oh, da habe ich vielleicht den falschen Zauberspruch verwendet. Komm wir suchen jetzt einen neuen." So beziehen Sie das Kind in die Lösung mit ein und es kann erleben, dass es als Zauberkind die Zauberin unterstützen kann.

6.4 Magische Zauberrequisiten

Wenn Sie eine zauberhafte Behandlungspraxis aufbauen möchten, brauchen Sie nicht viel. Mit diesen Dingen und den Requisiten für etwa drei Zauberkunststücke haben Sie schon genügend Material, um – wie es bei Harry Potter genannt würde – aus der Muggelwelt in die Zauberwelt zu treten:

- eine schöne kleine, verzierte Schachtel oder ein hübsches Zauberköfferchen,
- ein Zauberstab, gut geeignet sind die mit Flüssigkeit gefüllten Glitzerzauberstäbe, die es in gut sortierten Spielwarenläden gibt,
- ein schönes Stück Stoff oder ein Tuch, das sich als Zaubertuch eignet, zum Beispiel um darauf magische Requisiten wie Zauberkarten ablegen zu können,

- Schwebevogel (z. B. Hypnos-Verlag oder Internetversand),
- Pupskissen,
- Spieldrehorgel,
- Monsterspray/Kraftwasser (ein Spray mit Lavendelwasser),
- Düfte,
- Wärmflaschen, am besten in Form von Tieren,
- Halbedelsteine, Glasmurmeln etc.

Ich hoffe und wünsche Ihnen, dass Sie vom Zaubervirus angesteckt wurden. Möge er sich im Krankenhaus und in der Praxis verbreiten. Ich bin sicher, Ihre kleinen und auch großen Patientinnen freuen sich, wenn Sie sie mit diesem Virus infizieren. Und denken Sie daran: *Ein verzauberter Patient ist die beste Mund-zu-Mund-Propaganda und bleibt oft ein treuer Patient.*

6.5 Aus meiner Zauberpost

Zum Abschluss möchte ich noch ein paar bereits vom Zaubervirus Infizierte zu Wort kommen lassen, die so freundlich waren, mir ihre Erlebnisse zukommen zu lassen.

Der Zaubergeist in mir

„Liebe Annalisa Neumeyer,

ich bin einer der Oberärzte der Kinderstation aus dem Josefskrankenhaus in Freiburg und war Teilnehmer ihrer Zauberfortbildung bei uns. Ich habe bisher kein einziges Mal gezaubert.

Was ich Ihnen zurückmelden möchte, ist, wie sich meine Einstellung und Präsenz gegenüber den Patienten spürbar geändert hat. Wenn ich jetzt mit den Kindern rede, fühlt es sich manchmal für mich so an, wie wenn ich sie verzaubern wollte. Wenn ich gut in Form bin, klappt das fantastisch und ist gar nicht schwer. Ich meine dann bei mir und den Kindern eine Ernsthaftigkeit zu spüren, ich erlebe die Kinder dann ganz gebannt und gut zugänglich für Erklärungen und offenbar weniger angespannt. Auch den Eltern scheint diese Intensität, dieses gemeinsame Band zwischen ihrem Kind und dem Doktor gut zu tun. Sie wirken dann auch entspannter.

Wie das kommt? Ich glaube, dass allein diese eine Stunde mit Ihnen erlebt zu haben, etwas in mir geweckt hat, was auch in mir zu schlummern scheint.

Danke dafür

Ihr Mathias Meng“

Impfen

Der Kinderarzt Sven Sprenger aus der Schweiz schrieb mir, dass er das Wort Impfung inzwischen konsequent durch das Wort „Zauberdrucki“ ersetzt. Seitdem läuft das Impfen wie „gedruckt“.

Die verzauberte Zahnpasta

„Liebe Annalisa,

ich danke Dir noch mal, dass Du bei uns warst.

Der Funke des Zaubergeistes ist übergesprungen und durchdringt uns. Wir sind fröhlicher und unsere Patienten sind entspannter. Ich habe heute bei einem 6 Jahre alten Jungen den Weiße-Wölkchen-Zauber durchgeführt. Es stellte sich heraus, dass ihm seine bisherige Zahnpasta zu scharf war und er bisher nicht regelmäßig seine Zähne pflegte. Wir hatten einen zauberhaften Einstieg mit dem Weiße-Wölkchen-Zauber. Es wirkte!

Ich danke Dir für diesen einfachen und wunderbaren Zauber.
Herzliche Grüße
Deine Sandra Gödecke aus der Kinderzahnarztpraxis Kamilla"

Zahnärztliches Gerät entschärfen

Ein Zahnarzt aus Salzgitter berichtete im Seminar, dass er zahnärztliche Geräte bei der Behandlung von Kindern grundsätzlich nur noch „Dingsda" nennt. Das funktioniert ausgezeichnet: Seine Mitarbeiterinnen wissen ohnehin, was er braucht, und die kleinen Patienten müssen keine Worte wie: Bohrer, Zange oder Spritze hören und dadurch in Angst geraten. Bei den Hypnosezahnärzten sind die zahnärztlichen Geräte sowieso alle umgetauft. Der Bohrer heißt Zahnputzer, der Speichelsauger Schlürfi usw.

Professor Einwag aus Stuttgart erzählte mir vor vielen Jahren, dass er bei Kindern, die extreme Angst vor dem Bohrer haben, mit einer Kinderzahnbürste an den zu behandeln Zahn geht und den Zahn sauber bürstet. Dann sagt er zum Kind: „Oh, mit dieser Bürste bekomme ich den Zahn nicht sauber, da brauche ich eine spezielle elektrische Zahnbürste." Er nimmt den Rosenbohrer macht etwas Zahnpasta darauf und reinigt den Zahn.

Vom Verweigerer zum Superheld!

„Hallo Frau Neumeyer!

Das Kind war Neupatient und Angstpatient, es hatte eine negative Vorgeschichte und sich in der Vergangenheit geweigert, seinen Mund zu öffnen.

Um das Vertrauen des Kindes zu gewinnen, habe ich das Kind so begrüßt: ‚Schön, dass du da bist. Ich bin die Britta, wenn du Fragen hast, kannst du mich gerne alles fragen.' Das Kind durfte dann mit dem Zauberstab zaubern. Als ich dem

Kind die Pausenzeichen/Stoppzeichen mit dem Zauberstab erklärt habe, bemerkte ich, wie fest sich das Kind am Zauberstab festhielt. Dann sagte ich: ‚Oh, ich merke, du hast viel Kraft, du bist ja bestimmt ein Superheld. Und Superhelden können ja auch Zaubern!' Dann kam die Zahnärztin ins Behandlungszimmer und wir haben erst mal die Zähne gezählt. ‚Super machst du das, Superhelden haben ja auch starke Zähne.' Ich habe dann mit Hilfe des Zauberstabs ganz tolle kleine Röntgenbilder von den starken Superhelden-Zähnen gemacht. ‚Du bist ja auch ein Superheld! Superhelden können ja zaubern, wie wir schon festgestellt haben mit dem Zauberstab. Und weil du ein Superheld bist und ganz viel Kraft hast, möchte ich dir noch mehr Kraft schenken. Du darfst dir jetzt noch deinen eigenen Kraftstein aussuchen.' Als Kraftquelle hatte das Kind sich seinen Bauch ausgesucht. Wir haben dem Kind gesagt, dass, wenn es den Stein mal vergessen oder ihn verloren hat, trotzdem seine ganze Kraft im Bauch sitzt.

Danach haben wir mit dem Kraftstein und dem Zauberstab das 5-Freunde-Zauberkunststück gezaubert. Das Kind war ganz begeistert es hatte einen Stern erzaubert. Diesen Stern durfte das Kind mit nach Hause nehmen. Das nächste Mal wollten wir so einen tollen Stern auch auf Zähne malen (Ankündigung für die Zahnfüllung).

Mit freundlichen Grüßen aus der Zahnarztpraxis Kamilla in Mainz

Ihre Britta Schultheiß"

Blutabnahme/Blutzunahme

Aus einer E-Mail von Dr. Danjela Schubert, Assistenzärztin

„Ich habe Sie letzte Woche beim Zaubervortrag kennengelernt und bin nun in der Erprobungsphase. […] Gestern hatte ich bei einem ca. 4-jährigen Jungen ein tolles Erlebnis:

Er war nach der Narkose erwacht, und was ihn offenbar am meisten störte, war seine eingebundene Hand mit dem venösen Zugang. Ich sagte dann zu ihm, dass das doch eine tolle Sache sei, dass er da eine Tankstelle an der Hand habe. Er müsse sich das wie beim Auto vorstellen: Wenn das Auto nicht mehr gut funktioniert, bekommt es Benzin oder Öl – und so ähnlich sei das nun auch bei ihm. Er könne stolz darauf sein, eine so schöne Tankstelle an sich zu haben. Die Kinder im Kindergarten würden sicher sehr neidisch werden, da nicht jeder so eine Tankstelle habe. Weder der Vater noch die Schwester noch die Ärzte hätten so etwas.

Das fand er sehr plausibel, seine Gesichtszüge hellten sich auf und er reckte die Hand stolz etwas höher."

Verhaltensauffälligkeit nach Traumatisierung

Aus einer E-Mail von Antonia Mittelbach, Klinische und Gesundheitspsychologin Graz, Teilnehmerin der Ausbildung zum Therapeutischen Zaubern

„Ich bin nach wie vor sehr begeistert vom Therapeutischen Zaubern … die Kinder lieben es und es ist unglaublich, dass oft kleine Interventionen eine große Wirkung erzielen. Bei uns im Heilpädagogischen Zentrum ist derzeit ein 7-jähriger Bub stationär, der aufgrund einer schweren Traumatisierung nicht beschulbar war und unter massiven Einschlafstörungen gelitten hat. Das Zaubern bewirkte, dass er inzwischen in der Schule kaum mehr Verhaltensauffälligkeiten zeigt und Freude am Lernen hat (‚Du hast mich brav gezaubert') und durch den ‚Zaubertee' von einem ganz besonderen Zauberer kann er nun viel leichter einschlafen."

Die Feenrakete in der Zahnarztpraxis

„[…] Die Feenrakete setze ich regelmäßig bei Extraktionen ein (beim Start der Rakete ruckelt auch der Zahn …) und die 8 magischen Karten mit dem Zauberspiegel eignen sich hervorragend zum Rapport-Aufbau in der Zahnarztpraxis – daher, finde ich, gehört Zaubern eigentlich in jede Arztpraxis.“

Dr. Ursula Lirk, Wissenschaftsreferentin der Deutschen Gesellschaft für zahnärztliche Hypnose

7 Danksagung

Bei der Entstehung meines Buches haben viele gute Geister mitgewirkt, denen ich an dieser Stelle danken möchte.

Ein großes Dankeschön an Eckart von Hirschhausen, der vor Jahren so leichtsinnig war mir ein persönliches Vorwort zu versprechen: Lieber Eckart, danke, dass Du Wort gehalten hast.

Dr. Dorothée Leidig danke ich für ihr einfühlsames Lektorat und viele Stunden engagierter Zusammenarbeit.

Den Mitarbeitern des Mabuse-Verlags, im Besonderen Frau Franziska Brugger, für die Arbeit hinter den Kulissen und ganz besonders für die Auswahl des zauberhaften Covers.

An dieser Stelle sei allen gedankt, die meine Ideen in ihrer ärztlichen und zahnärztlichen Praxis angewandt und getestet haben – lieber Simon, danke für Deinen Mut, mit dem Pupskissen zu experimentieren.

Danke Dir, liebe Sandra Gödecke von Zahnarztpraxis Kamilla in Mainz, die Du mich immer wieder eingeladen hast zur zauberhaften Mitarbeiterschulung und mir die Gelegenheit gabst, mit Kindern und Jugendlichen den zahnärztlichen Alltag besser kennenzulernen und auf zauberhafte Weise Deine Arbeit zu unterstützen.

Dank gilt auch den Ärztinnen und Kinderkrankenschwestern der Abteilung für Kinder- und Jugendmedizin am RKK-Klinikum St. Josefskrankenhaus, Freiburg, die mir mit ihren zahlreichen Beiträgen nach unserer gemeinsamen Fortbildung ein wertvolles Feedback geschenkt haben. Liebe Ruth, ich danke Dir für Deinen Einsatz, uns zueinander zu bringen.

Ich danke allen, die ihre Zeit und ihr Engagement bei der Überarbeitung des Textes eingesetzt haben. Beate Hugenschmidt für erste Struktur und Konzeption meiner

Ideen und Gabi Locherer für unsere intensive gemeinsame Überarbeitungszeit.

Dir, liebe Susanne Geisler, Danke für dein konstruktives Feedback. Und Dr. Siegfried Joel für ein letztes Gegenlesen.

Dank an die beiden Psychologinnen Astrid Aschenbrenner und Anette Wenger, die über ihre Erfahrungen mit dem therapeutischen Zaubern am Universitätsklinikum Freiburg berichtet haben. Sie arbeiten mit Kindern, die an Krebs erkrankt sind oder ein an Krebs erkranktes Familienmitglied haben.

Dank an Dr. Maike Pellarin für unseren verzauberten Abend im Restaurant, bei dem die Zutatenliste für das Zaubertrankregal gebraut wurde.

Sandra Klepp und Christa Berger danke ich für ihre Zeichnungen und Illustrationen.

Zum guten Schluss: Bedanken möchte ich mich besonders bei der Zauberkunst und bei der Hypnotherapie. Diese beiden Methoden haben das Therapeutische Zaubern erst möglich gemacht.

8 Literatur

Beltz, Julius (Hrsg.) (2007): *Psychologie heute.* Julius Beltz Verlag, Weinheim. Heft 3.

Ebell, Hansjörg/Schukall, Hellmuth (Hrsg.) (2004): *Warum therapeutische Hypnose. Aus der Praxis von Ärzten und Psychotherapeuten.* Richard Pflaum Verlag, München.

Gerl, Wilhelm (2009): Reframing. In: Revenstorf, Peter: *Hypnose in Psychotherapie. Psychosomatik und Medizin. Manual für die Praxis.* Springer Verlag, Heidelberg, S. 261.

Hesse, Hermann (1999): *Worte des Zauberers.* Herder-Verlag, Freiburg.

Holtz, Karl L./Mrochen, Siegfried (2005): *Einführung in die Hypnotherapie mit Kindern und Jugendlichen.* Carl-Auer-Verlag, Heidelberg.

Holtz, Karl L./Mrochen, Siegfried/Nemetschek, Peter/Trenkle, Bernhard (2000): *Neugierig aufs Großwerden. Praxis der Hypnotherapie mit Kindern und Jugendlichen.* Carl-Auer-Verlag, Heidelberg.

Jüngling, Christine/Wienekamp, Jann (2002): *Das Zaubermittel oder wie man fast alles schaffen kann, wenn man es sich nur zutraut.* Albarello Verlag GmbH, Wuppertal.

Kossak, Hans-Christian/Zehner, Gisela (2011): *Hypnose beim Kinder-Zahnarzt. Verhaltensführung und Kommunikation.* Springer Verlag, Heidelberg.

Lammers, Willem (2008): *Worte wirken Wunde. Selbstcoaching mit Logosynthese.* Ias-Verlag, Maienfeld.

Liechti, Jürg (2010): *Dann komm ich halt, sag aber nichts. Motivierung Jugendlicher in Therapie und Beratung.* 2. Aufl. Carl-Auer-Verlag, Heidelberg.

Marti, Kurt (1982): *Schon wieder heute.* Luchterhand Verlag, Darmstadt und Neuwied.

Martinez-Conde, Susana/Macknik, Stephen L. (2009): Wie Zauberer mit der Wahrnehmung spielen. In: *Spektrum der Wissenschaft:* 06/2009, S. 44–53.

Mills, Joyce C./Crowley, Richard J. (1996): *Therapeutische Metaphern für Kinder und das Kind in uns.* Carl-Auer-Verlag, Heidelberg.

Neumeyer, Annalisa (2009): *Mit Feengeist und Zauberpuste.* Lambertus Verlag, Freiburg.

Neumeyer, Annalisa (2009): *Wie Zaubern Kindern hilft.* 2. Aufl. Klett Verlag, Stuttgart.

Neumeyer, Annalisa (2012): Therapeutisches Zaubern. In: Simon, Traudel/Weiss, Gabriele (Hrsg.): *Heilpädagogische Spieltherapie. Konzepte – Methoden – Anwendungen.* Klett Verlag, Stuttgart, S. 174–188.

Neumeyer, Annalisa (2013): *Einführung in das Therapeutische Zaubern.* Carl-Auer-Verlag, Heidelberg.

O'Connor, Joseph/Seymour, John (1993): *Neurolinguistisches Programmieren: Gelungene Kommunikation und persönliche Entfaltung.* 2. Aufl. Verlag für angewandte Kinesiologie GmbH, Freiburg im Breisgau.

Revenstorf, Dirk (2009): Nutzung der Beziehung in der Hypnotherapie. In: Revenstorf, Dirk/Burkhard, Peter (Hrsg.): *Hypnose in Psychotherapie, Psychosomatik und Medizin. Manual für die Praxis.* 2. Aufl. Springer Verlag, Heidelberg, S. 50–68.

Revenstorf, Dirk/Burkhard, Peter (Hrsg.) (2009): *Hypnose in Psychotherapie, Psychosomatik und Medizin. Manual für die Praxis.* 2. Aufl. Springer Verlag, Heidelberg.

Rinklin, Patricia (2014): *Wenn ein Zauber in der Luft liegt – ein zauberhaftes Wochenende mit der Kindertrauergruppe Kelebek.* Ausarbeitung der Projektarbeit im Rahmen der Ausbildung im Therapeutischen Zaubern bei Annalisa Neumeyer. Eichstetten (unveröffentlichtes Manuskript).

Saint-Éxupéry, de, Antoine (1967): *Die Stadt in der Wüste.* Gallimard, Paris.

Satir, Virginia (1990): *Kommunikation – Selbstwert – Kongruenz.* Junfermann Verlag, Paderborn.

Schütz, Gerhard/Freigang, Horst (2013): *Hypnolinguistik. Die Sprache der Hypnose verstehen und anwenden.* Junfermann Verlag, Paderborn.

Schmidt, Gunther (2005): *Einführung in die hypnosystemische Therapie und Beratung.* Carl-Auer-Verlag, Heidelberg.

Seemann, Hanne (2011): *Mein Körper und ich – Freund oder Feind? Psychosomatische Störungen verstehen.* Klett Verlag, Stuttgart.

Simon, Traudel/Weiss, Gabriele (Hrsg.) (2012): *Heilpädagogische Spieltherapie. Konzepte – Methoden – Anwendungen.* Klett Verlag, Stuttgart.

Vahle, Fredrik (1995): *Der Himmel fiel aus allen Wolken. Gedichte.* Beltz Verlag, Weinheim und Basel.

Weiterführende Literatur und Medien

Hansen, Ernil (2013): *Geht medizinische Aufklärung auch weniger traumatisch?* Audio-CD. Audiotorium, Müllheim. Vortrag bei der Jahrestagung der MEG in Bad-Kissingen.

Hüllemann, Klaus-Diethart (2013): *Patientengespräche besser gestalten: Gebrauchsanleitungen für helfende Kommunikation.* Carl-Auer-Verlag, Heidelberg.

Neumeyer, Annalisa (2014). *Sehnsucht Zaubern.* Vortrag bei der Jahrestagung der MEG in Bad-Kissingen. DVD. Audiotorium Netzwerk, Müllheim.

Neumeyer, Annalisa (2016). *Reden ist Silber, Zaubern ist Gold.* Vortrag bei der Tagung „Reden reicht nicht!?“ in Heidelberg. DVD. Audiotorium Netzwerk, Müllheim.

Prior, Manfred (2004): *MiniMax-Interventionen: 15 minimale Interventionen mit maximaler Wirkung.* 4. Aufl. Carl-Auer-Verlag.

Schmierer, Gudrun (2008): *Das Zahndschungelmärchen. Für Kinder beim Zahnarzt.* Audio-CD. Hypnos Verlag, Stuttgart.

Schmitt, Eric-Emmanuel (2005): *Oskar und die Dame in Rosa.* Fischer Verlag, Frankfurt/M.

9 Stichwortverzeichnis